月刊 精神科看護
THE JAPANESE JOURNAL OF PSYCHIATRIC NURSING

2021.4 CONTENTS
vol.48 通巻 344 号

特集

JN119389

感染予防と精神科看護の両立を考える

※今回の『クローズアップ』は休載させていただきます。

感染予防と精神科看護の両立を考える

◉ 【座談会】クラスターを経験した病院の学びと葛藤

ハートフル川崎病院は2020年にクラスターを経験した（現在は終息）。この経験から得た
の学び，感染予防対策と精神科看護を両立する工夫，その葛藤について語ってもらった。

◉ 非常時だからこそていねいなコミュニケーションを

スタッフ間・対患者とのコミュニケーションが一方的なものになりがちな非常時。病院に
かかわる誰もが安心できる治療環境を整えていくために，私たちはどう考えるべきか。

◉ 「精神科ならでは」の感染対策を考えよう

精神科病院における感染予防対策の困難さは医療側・患者側にある。この両者が手を携
えて共同でこの困難な局面を乗り越えるには。「日常」「非日常」をキーワードに考える。

◉ 利用者様とのかかわりをとおして考える感染予防対策

地域ケアにおいても，現在のような心理的な不安に囲まれているなかでは，利用者に安心
感を提供するコミュニケーションが感染予防対策の鍵になります。

特集にあたって

◉編集部

コロナ禍のさなかにある現状，患者・家族らに対して，これまでとは異なる入院療養のスタイルを求める動きがみられます。端的には面会の制限，外泊の制限，レクリエーションの縮小，患者にマスクをつけてもらう（保護室でも同様），コロナ対応医療機関となったことでの病棟移動などです。

非常時，感染防止対策の徹底として，これらはやむを得ないのかもしれません。しかし患者（や家族）にとっては，これまで習慣化していた行動の変容が求められることでのストレスもあります。まして病院・スタッフはピリピリとしているわけですから，それが伝わることでストレスはいや増します。結果，状態や患者（家族）―看護師の関係性が崩れかねません。

さて，どうするか。「恐怖心をあおらない，かつわかりやすい説明，要するにていねいなコミュニケーション」に尽きるのですが，そこにはこれまで先達が培ってきた精神科看護ならではのケアのスキルが見いだされるのではないかと思います。本特集では，まず昨年クラスターの発生から終息の経験をふまえて，精神科看護の継続と感染予防の両立に関して検討する。また，この非常時だからこそ疎かになりがちな，対スタッフ・対患者とのコミュニケーションにも焦点をあてる。各種の制限が自明化するなかで，それでも精神科看護らしさを損なわない感染症予防対策とはどのようなものか。

座談会

クラスターを経験した病院の学びと葛藤

感染症対策と精神科看護の両立

医療法人社団ハートフル川崎病院（神奈川県川崎市）は2020（令和2）年9月15日の第1報で患者6名，看護師2名の新型コロナウイルス（以下，コロナ）感染を公表。その後，最大累計患者35名，看護師15名まで感染が拡大し，クラスターが形成された。この間，協力病院からの感染管理認定看護師，応援看護師の派遣，DMAT，DPATの支援を受けるなどを経て，患者を搬送，治療後の患者の受け入れを行い，10月23日の「終息宣言」を迎えた。今回，オンラインで開催した座談会ではこの間の病院内・外でのクラスターの封じ込めまでの奮闘について振り返っていただいた。

陽性者確認直後のこと

編集部 西4病棟（44床）で患者さん6名，スタッフ2名の陽性が確認された直後のことをお聞かせいただけますか。

中村 9月13日の夜に十数名の発熱者が出ました。その夜のうちに抗原検査を行った結果，6名が陽性でした。翌日9月14日，連絡網で事態を知った西4病棟のスタッフは，まず「仕事に来てよかったのかどうか」と，迷いのなか勤務に来ることになりました。陽性者は出てしまったが，まだゾーニングもできていないという状況でした。

これより以前に，「コロナの陽性者が発生したら専任スタッフを配属する」というプランを立てていましたが，「その専任はいつになったら来るのか」と，西4病棟のスタッフは非常に不安を抱えながら午前中の勤務に従事していました。患者さんのところにケアに行っていいのか，ダメなのか，判断に迷いがあったと思います。14日の午前中のうちに発熱のない人も含めて全員にPCR検査を行いました。14日はそのまま日勤帯が終わり，夜勤帯もそのまま西4病棟のスタッフが勤務することになりました。

結果的に翌日の15日の朝から専任スタッフを導入させたという流れです。いずれにして

参 加 者

医療法人社団ハートフル川崎病院
（神奈川県川崎市）看護部長
藤城久嗣 ふじしろ ひさつぐ

同 デイケア係長
小林珠美 こばやし たまみ

同 看護主任
森 美幸 もり みゆき

同 看護副部長／医療安全推進室室長
中村 智 なかむら さとし

同 訪問看護室看護師長
魚住圭一 うおずみ けいいち

も，西4病棟のスタッフは15日の朝9時を迎えるまでは，「自分が感染するのではないか」「すでに感染しているのではないか」と不安を抱えながらの勤務だったようです。

編集部 「コロナの陽性者が発生したら専任スタッフが入る」というプランどおりには動けたということですね。

中村 はい。ただ本来は入院患者さんに陽性者が出たときには20床の東2病棟（ストレスケア病棟）を，すでに入院している患者さんに移動していただいて，コロナに対応する病棟にする予定でした。しかし，抗原検査で6名の陽性者が出た段階で，認知症病棟の患者さんの特性として安静がきかなくて動き回ってしまう方もおられることから，「感染者は相当出てるだろう」という予測はありました。実際，14日にPCR検査を行った患者さん36名中34名が陽性と判明した段階で，東2病棟で対応するというプランは断念せざるを得なくなりました。ちなみにこの東2病棟は結局，スタッフのホテル代わりとなりました。

藤城 ご家族に対して感染のリスクがありますからね。本当に災害だと思いました。

話題を戻しますと，コロナに対応する専任スタッフになるということは，もちろん命にかかわることですから，事前の意向調査は行っていました。しかし，本来であれば専任スタッフを数に応じて投入する予定だったのですが，想定よりも陽性者が多かったため，準備していた人数では対応できず，急遽，各所属長に声をかけてスタッフを募りました。小林はデイケアに移る前は西4病棟に勤めていたこともあり，小林に依頼し，スタッフの采配などを依頼しました。

小林 西4病棟での経験もあり，要請があるならぜひ協力しようと思っていました。家族に感染させたくないという思いと，専任スタッフとして専念したかったので病院に泊まることにしました。ひさしぶりに白衣を着て，身の引き締まる思いと不安はありましたが，やるしかないという気合いのほうが強かったです。患者さんの名前もわからない状況でしたが，新チームのみんなの気持ちはまとまっていてリーダーシップをとることに苦労はありませんでした。9月半ばでまだ暑さが残るなか，防護衣を着て十分な休憩がとれなくても立ち向かっていくスタッフには感謝の言葉しかありません。1か月で終息したからこそ，なんとかがんばれたのだと思います。

患者さんの搬送を行う

小林 川崎市の協力で15日から患者さんの搬送が開始となりました。15日は5名ほどの患者さんを川崎市内の病院に搬送して，その翌日16日に15名を搬送するというときに，市のほうではもう対応しきれないという状況であることがわかりました。そこで神奈川県からも協力を得ることとなり，その流れで後述するDMATも協力してくれることになりました。

編集部 市では対応しきれないという状況を聞かされて，どう感じましたか？

小林 川崎市の病院では受け入れが不可能，患者の行く先がないとわかったときには，患者選定をしなければいけない状況まで追い込まれていました。要はどの患者さんをほかの病院へ移送し，どの患者さんを病棟に残すのか——もっ

といえばご高齢の患者さんが多いなかで，もしものときには病棟で看取るということも含め，ぎりぎりのなかで検討を進めました。気持ちのうえではトリアージを行っているという感覚でした。しかし16日の段階では，「コロナはきちんと治療をすれば治る見込みがある病気だ」という認識が共有されるようになり，「陽性者全員を搬送しよう」ということに決定しました。

編集部 患者・ご家族の反応はどうでしたか？

小林 患者さん自身は認知機能の低下があるために，うまく説明を理解できていないのが実際でした。「安静にしていてほしい」「部屋から出ないでほしい」という言葉もうまくは伝わりませんでした。当然，マスクの着用もご協力を得ることはできませんでした。

ご家族に対しては，ワーカーからコロナが発生して専門的な病院に搬送しますということを説明してもらいました

中村 転院には入院しているほかの患者さんや当院で働いているスタッフへの感染のリスク回避という目的もありました。家族の反応としては，「ただちに送ってください」という方が大半ではありましたが，なかには「年も年なので無理をしないでもいい」という反応であったり，ご家族が遠い親戚しか連絡がつかず，その方に連絡をつけて，なんとか了承を得て，9月15日から19日にかけて33名を転院させることができました。

混乱のなかでの看取りを行う

中村 当初陰性だった2名のうち1名が途中で陽性と判明し，最後に搬送となりました。早い段階で1名は当院で亡くなられました。夜間時の急変でした。末期のがんがあった方が，ある意味看取りという形で入院されていたんですけど，その方も最終的にはコロナで陽性ということがわかり，16日にはお亡くなりになりました。

編集部 そうした状況で看取りをするというのは，難しかったでしょうね。

小林 そうですね。末期がんであることはたしかでしたし，この患者さんは痰がとても多く，何があるかわからないとは思っていたのですが，夜中の急変でお亡くなりになられてしまいました。ただ，コロナの患者さんの看取りは，もちろんはじめての経験であったわけです。

藤城 専任であたってくれたスタッフから「コロナの患者さんのご遺体の扱いは通常とは違いますよね」と問い合わせがあり，学会などで配信されるマニュアルなどで知識はありましたが，実際にコロナの患者さん用の納体袋の調達方法はわかりませんでしたし，通常の葬儀社が感染の観点から搬送してくれるのか，そのようなことの確認もこの段階で行いました。

このような状況で，正直ご遺族に対する配慮も十分ではなかったと思います。周知のとおりコロナ禍ではご遺体との対面もできないわけですし，そのように考えるとあたりまえの話ではありますが，いかに具体的な対策が立てていられるかが重要ではないでしょうか。

早い段階から厚生労働省や日本環境感染学会などがマニュアルや治療指針を発行していました。当院でもそれを参考にマニュアル作成は行っていましたが，もう一段掘り下げた対策を

練られていなかったことがこのケースでの反省です。どれだけ具体的にシミュレーションすることが大切かを考えさせられました。

外部機関との連携・協働
―「これは災害だから」

編集部 ここから外部機関からの支援についてお話をおうかがいしたいと思います。

藤城 当院には協力病院があり，そこから感染管理認定看護師などが日替わりで最低1, 2名派遣されてきて，指導や現場の指揮をとっていただきました。それこそ正しいPPEの着脱方法からご指導していただきました。

編集部 今回はDMATの派遣も受け入れたとのことですね。

小林 はい。9月15日からですね。

編集部 DMATや外部機関がきてから，どういうふうな指導をされたのか気になりますね。

魚住 危機管理部長のもとに15日に感染対策本部をおくことになりました（感染対策本部はDMAT主導ではなく，院内の対応としてDMATの介入前に設置されました）。クラスター発生によって訪問ができなくなったため，訪問看護のスタッフがそこに入り，対策室の運営をすることになりました。情報の収集と記録に関して，何が必要な情報でどういったタイミングでどのようにスタッフに伝えていけばいいのか，その方法に関するアドバイスがDMATからありました。とにかくすごいスピードで，管理しているライティングシートにどんどん決まったことが書き込まれていきました。

編集部 指導はどういった雰囲気で行われていたのでしょうか。

魚住 さすがに混乱している状況に介入することを専門としているだけあって，周囲を落ちつかせてくれる様子は見ていて勉強になりました。どの部署も不安で非日常的な毎日でしたし，私たちも錯綜した状況や情報に押しつぶされそうな気持ちでした。そんななか，院内ですべき業務を集中してできるような雰囲気や状況をつくってくれているなと感じました。DMATが進行していた朝夕のミーティングも，いつも落ちついていて，ていねいで，コミュニケーションが深まるような雰囲気がありました。多くの部署が集まり共有する貴重な時間で，みんなから気になることや気づいたことを引き出し，可能な限りその時間で解決していました。ミーティング進行についても助言をいただきましたし，対策室を運営するにあたって，その姿勢や役回りをいつも心がけるようにしていました。

藤城 実はですね，2020年の3月から私の立場も含めて看護部の体制が大きく変わった直後だったのです。西4病棟も同じく，3月から主任が病棟責任者になったばかり。しかも私自身も看護部長になったばかり。今回の事態はそのような状況下でした。先ほども申し上げましたが，「コロナの陽性者が出た場合」を想定してプランを立てていましたが，実際に事が起こったら，想定よりも事態は深刻でした。正直なところ「何をどうすればいいのか……」という思いでした。管理者として指示を出さなければと思う反面，目の前のやることに精一杯で，動けていない自分も情けなかったりで。そうした状況ですから，私，尋常じゃないような顔をしていたんでしょうね。そんなときにDMATの責任

者の方がすーっと来てくださって,「これは災害だから」と言ってくださったのには救われました。「災害だから,僕らDMATが来てるのでそんなに責任を感じなくていいよ」と。

中村　結局,そう言ってくれた方は終息宣言になる直前までほかの医師を派遣してくれました。不安を感じていたのは,西4病棟のようにコロナに直接向き合っているところだけではなくて,病院全体なのです。そうしたことから,この方は全病棟を回ってくれて,「それほど極端におそれるようなウイルスではなく。こういうことをしっかりしておけば大丈夫」ということを,資料を用いて説明してくれました。

魚住　リーダーシップをとるスタッフや病棟責任者が参加する朝と夕方のミーティングにも出席してもらい,知識を提供していただくなどして,かなり救われましたよね。

DMATが発信する重要な情報やミーティングでの決定事項,たとえば患者や職員の不調時の対応や逆搬送の受け入れについてなど,同じ情報でも受けとるタイミングや,部署や立場で認識がずれることがしばしばありました。そんな状況も対策室では知ることができたので,すぐにDMATに確認して再度説明してもらったり,書面で発信してもらって,できるだけ間をおかずに病院全体で重要な情報を共通理解できるよう協力して取り組みました。

スタッフ間のコミュニケーション

編集部　感染予防や拡大をどう素早く阻止するかというのも大事なことです。並行してスタッフのメンタルの部分への配慮も危機的な状況では重要になってくると思います。その点に関して,先ほどDMATの方がそうした役割を果たしたというのも大きいかと思いますが,病院のなかのスタッフ同士でのやりとり,コミュニケーションはどういった配慮をされていたのでしょうか。

藤城　スタッフが自宅待機から病院に戻ってきたときに,いわゆる「風評被害」を受けないような,ほかのスタッフへの意識づけなどの気配りは行いました。具体的には自宅療養から戻ったスタッフからは感染しないという情報を更衣室の前に張り出したりするとか,朝のミーティングなどで連日そのことを伝えるとかですね。本当にそのスタッフの家族も含めてつらい思いをして,ようやく仕事に復帰できるのだから温かく迎えよう,というフォローはしていました。ただそれが,十分だったかどうか……。特に自宅療養中のスタッフに対するフォローは十分にできていたかといえば,足りないところがあったのかもしれません。

実際に院内では当院の公認心理師,外部からの支援では川崎市の精神保健福祉センターを介してDPATから石田正人さん(神奈川県立精神医療センター／特定課題担当／精神看護専門看護師)にカウンセリングを行ってもらいました(編集部注：p.012を参照)。いまから考えれば,自宅での療養中からこうした支援が必要だったかと思います。休んでる期間のほうが病院の状況がわからないために,考え込んでしまったりというところはあったと思うので……。いかがでしょうか,森さん。

森　クラスターが発生した西4病棟の主任をしています。私自身に起こったことから整理してお話させていただくと,当初,6人の抗原検

査をしたときに夜勤で働いていました。それで，次の日に日勤に来ていたスタッフと私が夜勤明けで検査を受け，翌日に陽性と判明しました。結局，スタッフ28名のうち，14名が陽性となりました。陽性者は療養に入り，1人暮らしの人は自宅，そうでない人はそれぞれの療養施設で過ごすことになるのですが，私が入った療養先では同じ陽性となったスタッフ5名とともに過ごしました。「申し訳ない」という気持ちは全員にあったと思います。

藤城 感染経路が当初わかっていなかったので，「もしかして，もちこんだのは自分じゃないか」と。

森 はい。それに「もっと早く気づけなかったのか」とも思いました。とにかく西4病棟スタッフ全員が不安と混乱と，病棟の状況がわからないまま療養施設で1人過ごさなければならない孤独を感じていたと思います。もちろん熱や咳などのコロナの症状との戦いもありました。それでも，コロナの専任スタッフがすごく混乱しているなかでも，「私たちに任せてください」「誰の責任でもないんだ」と言ってくれたことでだいぶ救われました。そのため私にできることは，療養しているほかのスタッフの体調の確認，療養のつらさや病院の現状を共有することだと考えていました。

小林 森さん，療養施設から連絡してたからね。そんなこと感じる必要はないのに，申し訳ないという気持ち，自分たちがなんにもできないもどかしさが伝わってきてしまいました。

藤城 つらいと思います。亡くなった方もいましたしね。私としても「（現在の状況を）どこまで伝えていいのだろう」というのは悩む部分でもあったんですよね。いま落ちついて考える

と，もう少し明確に「いまこうした状況だ」というところをうまく伝えていくことも大切だったのではないかと思います。ただ，管理者として，判断に迷いました。

とはいいながらも，いまの話を聞いていると，やはり孤立させていたんだなと思います。もうちょっと何かしらの発信や，密な情報提供があるべきだったというのが反省点です。

中村 ただ，初期の段階で行われた川崎市の疫学調査によってコロナウイルスは患者さんのもちこみであることがわかりました。これは情報発信として正しかったか否かをよく検討しなければならないのですが，療養しているスタッフや濃厚接触者として14日間の待機をしているスタッフが戻ってくる前にその事実を共有したのです。とにかく「スタッフの誰かがもちこんだ」という疑念は消したいという思いがありました。実際に戻ってきたスタッフには「あなたがもちこんだのではないんだよ」ということを1人1人に伝えていきましたね。だからあなたたちのせいじゃない，と。そこに関して不安になることはないからね，と。

クラスターの再発生を防ぐために

編集部 どうしても認知症病棟という特徴を考えると，マスクをしてもらうとか，ゾーニングに関してなかなか協力を得るのは難しいと思います。難しいなりに実際そういった患者さんたちへの協力のお願いで工夫していることがあればお聞かせいただきたいのですが。

藤城 実は，最初にもちこんだと思われる患者さんに関しても発熱がないかは気にかけてい

ました。しかし10日間ほど無症状でした。食事量が落ちてきて検査してみたらCRPがとても高かった。そのため転院していったのですが，その転院先でコロナに感染していたというのが判明したという経緯があります。このように対策はとっていたものの，すり抜けてしまった。ですから，いちばんの対策は「もちこまない」ということに尽きますね。現状100点の対策はとれていませんが，入院患者さんには全員，まずは原則個室に入っていただいて，PCR検査を行い，陰性が確認されてから入院生活にはいっていただきます。潜伏期間というものを考えると不安はありますが，終息宣言が出されてから，陽性者の発生はありません。

編集部 ちなみにこれはお話しづらいかもしれませんが，病院によっては感染対策に対するスタッフの温度差もあると聞きます。

藤城 その点は管理者からしっかり伝えていくというのが重要となりますね。

中村 コロナに対応した専任のスタッフが終息後に自分の病棟に戻ったときに，クラスターの封じ込めをやり抜いた経験や，協力病院から応援にきた認定看護師，DMATから学んだことを一生懸命みなさん伝えてくれています。これは非常にいまの対策に活きているのではないかと思います。

藤城 実際の経験を通じたスタッフの言葉だから伝わるというのはあると思いますね。

感染症対策と精神科看護

編集部 感染症対策を徹底する場合，どうしても患者さんへの制限というものが発生してくると思います。最後にこの点に関して。

藤城 面会や外出の制限がこれまでどおりできないという事態は，患者さんのメンタルに影響を与えると思います。ただ，ウイルスは絶対にもちこんでほしくない。ましてクラスターを経験している当院では，各種の制限への意識はより強くなりがちになるかもしれません。とはいえ，オンラインでの面会など，制限がかかるなかでも，できることはないかと模索しています。この点は本当に緊急の課題ですね。

ついこの間も近い将来の退院に向けてグループホームに長めの外泊体験をした患者さんがおられました。この患者さんは長期入院を経ての退院で，今後地域で生活することへのよろこびを感じておられました。またひさしぶりの院外ということもあり，いつもより多めのお金をもって外出されました。グループホームも繁華街に近く，周辺で買い物などをされて帰ってきました。そのため，戻ってきたときにスタッフが少し構えてしまって，もちろんご本人に説明をして了解を得たうえではありますが，PCRの結果が出るまでの2日間は個室で過ごしていただきました。このことが患者さんの退院に向けた心持ちになんらかの影響を与えるとしたら，こうした対策は過剰なのかもしれない，と思わないでもありません。

推測ではありますが，当院の感染対策の取り組みから患者さんにも「コロナ対策」については一定の認識は得られているかと思います。とはいうものの，医療従事者の認識と患者さんの認識のズレは往々にして考えられます。そのことからも検査や行動制限については，あくまで「協力を依頼している」体で十分な説明のうえで臨むことが重要かと思います。

同時に今後もウィズコロナは続くわけですから，先ほども述べた感染予防と行動制限のバランスについては重視する必要性を強く感じています。実のところ当院では，現在面会や外出・外泊は原則禁止となっており，先ほどのような理由がない限りはご遠慮いただいております。そのため，退院支援など長期入院患者，特に社会性の再獲得や地域に触れ始める段階の患者さんの支援は激減しています。コロナ前には近隣のグループホームの夕食会に参加したり，社会資源の見学も行っていましたが，まったく行えていません。このような患者さんの機会について，感染予防を口実に延々と奪ってしまうわけにはいかないとも考えます。とはいえ命にもかかわる疾患であることも事実ですから，コロナに対し正しくおそれ，予防を行ったうえで，現実的には100点の予防は難しいことを認識しながら，感染者の発生を最小限で抑えること，有事の際の対策をしっかり備えることで患者さんの権利や尊厳を奪わないことが重要と考えます。

最後に

編集部 リード文にもまとめさせていただきましたが，9月13日に発熱者が出て，その後，陽性がはじめて確認されて，10月23日をもって終息宣言が出されるまでの1か月と少しの期間，想像を絶するような緊張に見舞われていたと思います。ただお話をうかがうなかで，この壮絶な体験をくぐり抜けたからこそ生まれたチームの結束力も感じました。

藤城 陽性者が出た西4病棟だけの話ではな

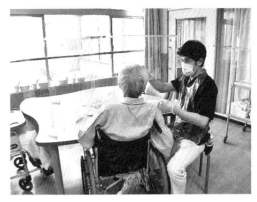

図1　できるところから感染対策を進めていく

いんですよね。全部署でこの困難を乗り越えたという感じです。もう本当に大量の，山のようなごみが出ましたしね。

編集部 ごみ？

藤城 そうです。PPE（個人保護具）などの医療廃棄物です。

小林 そのごみの片づけを医療スタッフ以外のスタッフも手伝ってくれました。その力もあって，私たちコロナに対応する専任スタッフが患者さんのもとでケアを提供する時間を過ごす余裕をつくってくれたのだと考えています。

藤城 あとは今日話題に出た協力病院の応援だったり，物資の提供も大きかったですね。デイケアの看護師が病棟に入ったり，PSWが当該病棟で電話応対してくれたり，総務のスタッフが逆搬送のドライバーをしてくださったりと，いずれにしても「クラスターに対応する」という目標に向かって病院が一丸となって走ったことで，1か月と少しで終息にまでいたったということでしょうね。残念ながら亡くなった方もいたわけですから，この経験を無駄にしないように今後も対策していきたいと思います。

〈終〉

【特別寄稿】いまだから伝えたい，クラスターに立ち向かうために

メンタルヘルス支援のはじまり

　ハートフル川崎病院において新型コロナウイルス感染症のクラスターが発生した。このことからDMAT事務局が介入し，その要請によって私はDPATインストラクターとして現地に入った。主な依頼内容は平時の医療体制に戻すことと，病院職員のメンタルヘルスの支援であった。今回は特に，メンタルヘルスの支援を紹介する。

　私がはじめにしたことは，支援の持続性を保障することである。そのためには，①優先業務の選定，②情報の提示方法の検討，③スタッフの家族支援などが必要となる。①は入院患者を優先し外来を縮小もしくは一時停止するなど，②は多岐にわたる情報を一元的に集約する場所とその発信に向け，スタッフが理解しやすい量，内容をコントロールすることなど，③はスタッフの心情を考慮し，家族に対して安全と保障に関する連絡や，家庭内にウイルスをもちこまないための病院の対策を説明することなどである。重要なのは，現場で患者に対応しているスタッフを守り保障していくために，透明性を心がけることであった。また，平時の延長として，川崎市精神保健福祉センターとの協働を依頼した。メンタルヘルスに関しては，院内の心理士とも連携した。支援はクラスターが発生した病棟で勤務をした職員が対象で，期間は9月28日〜10月9日までの12日間，延べ19名に面接を行った。そこで語られた各自の話には，大きく分けて2つの思いがみられた。

　1つ目は組織の体制についてである。これまで経験したことのない出来事に院内全体が混乱していたが，これ以上感染拡大が起きないようにそれぞれの立場でスタッフ自身の安全を守るための方法を思案していた。それにもかかわらず，スタッフからすると情報の提示が遅い，疑問を解決する場がないなど，余裕のないなかでのささいな情報伝達の不備が不満につながっていた。

　2つ目は人間関係についてである。自分が広めたのではないか，家族に迷惑がかかるのではないかといった自責感と，他セクションのスタッフから応援にきてもらうことへの申し訳なさを感じていた。また，自分が感染を広めるのではないか，もしくは人から感染するのではないかと考えるスタッフもいた。

新型コロナウイルスに対応できる組織に向けて

　今回の経験を踏まえて，クラスターの発生を想定する場合，組織はメンタルヘルスへの支援に関してどのような準備すればいいのだろうか。

　まず，対応には段階をつくる必要がある。たとえば，①全体への情報提供，②希望者への面接，③個別支援というように，「全体から個」という段階をイメージする。そのうえで情報提供については，情報量をコントロールしながらわかりやすいように可視化して提示するとよい。普段と異なる情報量となるため，提示した情報は一元化しておくなどの配慮を行うことが望ましい。次に，すべてのスタッフに情報を提示したうえで面接へ移行する。面接は時間軸を考慮して対応しなくてはいけない。なぜかというと，対応初期はハネムーン期（災害に遭遇した際の心理過程の1つ。愛他的感情が高まり，助け合いの精神が発揮される時期）に近く，自分がなんとかしなければと気負うことで対応しきれる場合もあるが，その後に落ち込む時期がやってくるからだ。そのため，対象となる人が心理過程のどの段階にいるのかを査定することが重要となる。

　実際の対応では，新型コロナウイルスに関する情緒的な反応は，異常事態においてよく見られる通常の反応であること，多くの人が一過性に反応するが，大半は時間とともに自然軽快していくことを伝えていく。こうした支援体制でも対応しきれない，もしくは精神疾患などの諸問題が生じた場合は個別に対応を考える。

　最後に，組織全体で新型コロナウイルスに対応するためには，スタッフを，「病棟スタッフ」「病棟外部からの応援スタッフ」「そのほか」に分けて考えたほうがよい。新型コロナウイルスに対応している病棟のスタッフたちは，慣れない業務や不安に苛まれる立場だ。そのため，互いに健康を保てるよう自分たちをほめる，食事や休息の確認をし合うなど，まずは自分たちの健康を維持することを大切にしてほしい。そして，応援スタッフとの連携が円滑にできるよう，窓口の一本化や，定期的な情報交換の場をつくるなどの体制を整えておく。応援スタッフは，応援に入った先の病棟の文化や，これまで積み重ねてきた業務方法があるので無用な混乱をさけるよう配慮する。情報や指示を待たずに必要と感じられたことはみずから確認して実践する。そして，応援スタッフや，そのほかで院内を支えている人たちは，新型コロナウイルスに対応している人への応援やねぎらいの声かけを行ってほしい。新型コロナウイルスの特性から，人とのつながりが希薄になりやすいことを理解し，インフォーマルな連絡をするなど病院全体でコロナに立ち向かう姿勢をつくることが重要だ。

　　　石田正人　　いしだ まさと　　厚生労働省委託事業DPATインストラクター（神奈川県立精神医療センター／精神看護専門看護師）

非常時だからこそていねいなコミュニケーションを

執筆者

医療法人カメリア横浜カメリアホスピタル
（神奈川県横浜市）
精神看護専門看護師
早川貴紀 はやかわ たかのり

はじめに

　筆者は精神科急性期・うつ病治療病棟で勤務
をしている。この病棟に勤めて10年目を迎えて
おり，マネージャー（主任相当）の役割を担い
つつ，精神看護専門看護師として看護の質の向
上に努めている。

　医療法人カメリア横浜カメリアホスピタル
（以下，当院）は精神科急性期・うつ病治療病棟
と児童思春期・ストレスケア病棟の2病棟，計
120床の精神科単科の病院である。2008年（平成
20）年に開院した比較的新しい病院で，「日常に
近い治療空間」をコンセプトの1つとして，患
者さんが外出・外泊しやすい環境を提供してき
た。しかし，2020（令和2）年に始まった新型コ
ロナウイルスの感染拡大に伴って，当院でも外
出・外泊の回数や集団活動の縮小などを余儀な
くされた。当院は感染者数の多い地域の1つで
ある横浜にあり，スタッフまたは患者さんが感
染疑いとなることはあるが，幸いにも2021（令
和3）年2月時点で感染者は出していない。

　いくつかの病院でクラスターが発生し，いつ
自身の病院にも感染者が発生するかわからない
非常事態のなか，気が抜けない感染対策により
患者さんとのコミュニケーションやスタッフ間
でのコミュニケーションが一方的になっていな

いだろうか。本稿では，感染対策とそれに対する患者さんやスタッフの反応に向き合いながら対応している看護の一端を紹介する。

当院の新型コロナウイルス感染症対策

　現在，各施設でさまざまな感染対策を講じていることと思う。当院では，患者さんが日常に近い環境で治療を受けられるようにという意識をスタッフで共有していたことから，一律の活動中止・禁止という制限は行っていない。外出・外泊については，日用品の購入のために1週間に1時間の外出と，主治医が治療上必要と判断した外出・外泊は許可するという方針で患者さんには活動の自粛をお願いしてきた。家族の面会は原則中止としたが，主治医が必要と判断した際は許可されている。作業療法や集団療法などの集団活動は縮小した。また，病棟内では自室を出るときや自室内にいても看護師など他者と話をするときはマスクの着用をお願いした。病棟内で患者さん同士が交流する談話室は，一度に使用する人数や1回の使用時間を減らし，患者間での濃厚接触者が発生しないように対応している。

　制限を少なくという方針の一方で，このコロナ禍という非常事態の渦中では一定の制限は仕方ないという考えもあり，悩みながら対応してきた。実際にわれわれ医療者も，日常生活のなかで自分が感染するかもしれない，感染源になるかもしれないという恐怖を感じながら，さまざまな活動を自粛している生活者である。もし病院内で感染が拡大すれば，入院患者さんにも十分な看護ケアができなくなる。また，入院治療を必要としている患者さんが一時的に入院できなくなってしまう。病院側の経済的な負担も看過できない。病院も本来行いたい治療や活動が十分にはできない状態であるが，それは，病院での治療が危険なものにならないようにしたいという背景がある。「安全な場所での治療」という思いは医療者も患者さんも同じだと思う。

　筆者がこのコロナ禍で意識していることは，医療者も患者さんも新型コロナウイルスという脅威に立ち向かう仲間として「協力」していくという姿勢だ。「安全な場所での治療を提供したい」というメッセージをくり返し患者さんに伝え，理解を得ながら制限に対しての協力を得ていく必要があると考えている。

患者さんとのコミュニケーション

　多くの患者さんは病院からのお願いに協力的に応じてくださったが，いくら協力を求める姿勢でかかわっていても，すべてが順調というわけではなかった。当院の以前の治療環境を望んで入院された患者さんは，以前の治療環境を知っていたため，自由に外出できないことや患者同士の交流ができない制限に応じることができず，十分な休息ができないまま，予定していた治療期間よりも早く退院したケースがあった。また，外出・外泊を状況に応じてその都度主治医が判断していたことから，患者さんのなかには外出を控えるよう主治医から伝えられたことに不満を感じ，看護師がその不満に耳を傾け，理解を得られるよう補足して説明したケースもあった。

なかにはうっかりマスクをつけずに共有スペースで過ごしてしまう患者さんや，協力のお願いに対して納得ができない患者さんもいる。徹底的に制限をしても完全に予防行動ができるわけではない。患者さんによっては精神症状などから，できない場合もあることが考えられる。そのような状態で一方的に協力のお願いを続け制限を強いることは，できない患者さんの自信を失わせたり，自分の状況を理解してくれない医療者に対して怒りを感じさせることにつながる。それでは治療的関係を維持していくことは難しいだろう。ならば，どうすればいいだろうか。

私が考える1つの解決策は，何よりもまず理由をていねいに確認するということである。たとえばマスクをつけずに廊下を歩いている患者さんにただ注意するだけではなく，理由を聞く。すると，「なんとなく落ちつかなくて」という理由や「つい，つけるのを忘れちゃうんです」という理由，さらにその背後に幻聴や妄想などの症状の影響がみてとれることもある。マスクをつけない理由を聞くだけでも十人十色だ。理由を確認したり，仮に聞けなかったとしても理由を想像することで，あらためて患者さんの精神症状や心理状態について理解を深められたり，患者さんの価値観を知ったりするきっかけになると考える。これらで得られた患者さんの精神症状の理解は症状の改善に向けた取り組みにつながる。また，価値観に対しては感染リスクを抑えた形での代替案がないか患者さんと看護師とが一緒に考えていくことで治療関係の維持にもつながり，協働してコロナ禍の脅威に向き合えるようになるのではないかと考える。

スタッフ間のコミュニケーション

当院では新型コロナウイルス感染症の対策が決まったときも，また決まった後も，スタッフのなかには感染リスクを減らすためにもっと厳重な対策をとってもよいのではないかという意見もあった。しかし一方では，無症状感染者もいる新型コロナウイルス感染症で完全に感染を防ぐことは難しく，また制限しても際限がなくなってしまうという意見もあった。このような意見の背景に，スタッフ個々の価値観・倫理観がみてとれる。

感染対策を強化したいという意見には，「感染の可能性を最小限にしたい」「感染症対策による精神科治療への影響を最小限にしたい」という価値観があった。これを看護実践の倫理原則[1]に照らしてみると，当院では一定の制限をすることで患者さんの感染という不利益が起きないようにすると同時に，治療上必要と判断した外出などについて許可することで精神科治療への影響を最小限にして，「善行と無害」の原則を果たそうとしていた。また，患者さんの制限を少なくという意見には，「患者さんの生活の自由を尊重したい」「心地よい治療環境を提供したい」という価値観があった。患者さんの活動が制限されないような形で密を避ける工夫を考えていくことで，「自律」の原則を果たそうとしていたと考える。

どれも患者さんが安全に安心して入院治療を受けるために重要な価値観である。さまざまな意見があるなかで，具体的な対応が決まっていく。特に非常事態においては，安全に関する価値観がほかの価値観に比べて優先されやすいと

考える。安全が優先されることで患者さんの感染リスクは減少する一方，患者さんの自由な行動は制限される。そのため，対策が極端なものとならないよう多面的な視点で対策をとらえ直し，バランスを意識していくことでより多くのスタッフが納得できる対策ができるのではないかと考える。

　どれだけ熟考して対策を講じても，組織の対策が不十分なのではないかと不安を抱くスタッフもいる。そうした不安を話しやすい環境をつくることも必要である。スタッフの不安に対して現在の対策にいたった経緯や根拠について，ていねいに説明することでそのスタッフも根拠をもって患者さんに協力をお願いできると考える。またスタッフの不安のなかには新たな視点を得るきっかけもあるのではないかと考える。そのような不安のなかには，より臨床に根差した感染症対策のヒントやより安全な対応方法を生むきっかけとなることがあるため，その意味でもスタッフが不安を言語化しやすい環境は重要である。

　医療者もコロナ禍でさまざまな自粛を求められており，ストレスフルな状態である。医療者が直面する問題は感染症そのものだけでなく，協力が得られない患者・家族の存在もある。前述したように理由をていねいに確認することは重要であると考えるが，医療者も人間である以上，限界がある。そのためスタッフが1人で抱え込まず，ほかのスタッフを頼れるようにスタッフ同士が協力し合えるような良好なコミュニケーションを保つ必要がある。そして，スタッフへのストレスケアをしていくことで，患者さんとの協働につながると考える。

コロナ禍の後

　現在，日本でも医療者への新型コロナウイルスのワクチン接種が始まり，少しずつではあるが状況は改善されつつあるように思える。しかし，新型コロナウイルスが落ちついた後もしばらくは感染症の恐怖はついてまわることが予想される。その恐怖のなかでは，いま患者さんにお願いしている協力をできる限り継続していくことが安全につながるようにも思えてしまう。しかし，「協力のためのお願い」がそのまま治療環境での「守らなくてはならない制限」とならないよう，患者さんにお願いしている協力をどのタイミングで終了するかをあらかじめ考えておく必要があるのではないだろうか。

　当院では前述したように時間制限のあるなかで談話室を利用していただいている。時間が過ぎて看護師から声をかけることもある。しかし，看護師が業務に追われているなか，「時間になったから」とみずから談話室を離れて自室に戻ってくださる患者さんも多い。患者さんも入院が必要なほど精神的に困難を抱えているなか，このコロナ禍に対して自分に何ができるかを考え，協力してくださる姿を見ると頭の下がる思いである。患者さんの期待に応えられるように，病院にかかわるすべての人が安心できる治療環境について考え続けていきたい。

〈引用・参考文献〉

1）サラ・T・フライ，メガン-ジェーン・ジョンストン，片田範子，山本あい子訳：看護実践の倫理 第3版─倫理的意思決定のためのガイド．日本看護協会出版会，2016.

「精神科ならでは」の感染対策を考えよう

執 筆 者

医療法人勢成会井口野間病院（福岡県福岡市）
看護師／保健師／学習支援室主任
有安直貴 ありやす なおき

精神科での感染リスクの特徴

　私たちが日常的に取り組む精神科臨床における感染対策には「精神科ならでは」のことが多数存在しています。森兼は「精神科における院内感染リスクの特殊性を，①患者側の要因，②施設としての特殊性，の2つの観点」[1]から説明しており，①患者側の要因としては，自己衛生管理が不十分であること，診察や検査，行動制限への協力が得られないことなどが，感染症を発生しやすくさせたり，感染経路を遮断しにくくするとしています。②施設の特殊性として，閉鎖的環境やスタッフの専門性の問題，マンパワー不足に加え精神科スタッフの感染対策に関する意識の脆弱性があげられています。

　昨今のCOVID-19新型コロナウイルス感染の流行を受けて，どの精神科臨床においてもよりいっそう患者・職員の感染対策が焦点化されるようになり，重点課題として取り組んでいることと思います。

　今回は精神科病院における感染対策の困難さの特徴とその対応，さらに当院での取り組みの困難さや工夫について「日常」「非日常」をキーワードに紹介していきます。

精神科病院における感染対策を「精神科ならでは」の観点から考える

1) 病院・病棟に対する医療者と患者のとらえ方の差異

冒頭で述べた「精神科ならでは」の対策の難しさには，患者自身が感染対策に留意して行動できないことが大きな要因になっています。私たち医療従事者にとって病院は「職場」であり，適度な緊張感をもって仕事に臨む場でもあるため，感染対策が重点課題となれば注意を向けて行動することはあたりまえだと思います。しかし，私たちが働く病院という「職場」は見方を変えると，患者にとっては「生活の場」つまり「日常」であるととらえられます。たとえば私たちが自宅で家族と過ごす際，日常的にソーシャルディスタンスを意識して行動していたり，マスクをつけてリビングで過ごしていることはないと思います（もちろん家庭内でも感染予防対策を徹底されているご家庭もあるでしょう）。同じように，患者が病院・病棟を「生活の場」であると認識していると考えれば，患者自身へ日常的に行動変容や意識的な行動を求めても，簡単には意識は変えられないのではないでしょうか。ここに精神疾患特有の認知理解力や注意力の低下を加味して考えると，難しさはより深まっていきます。

2) 「非日常」という感覚のなかで患者は

感染予防対策に患者の協力を得る難しさについて，病院・病棟は患者とっては「生活の場」つまり「日常」という認識があるということはすでに述べました。これとは逆の視点として，入院生活は特定の状況下において，患者にとっては「非日常」なものであるということがいえると思います。どういうことか。端的にいえば，疾患の急性期にあって精神症状が前面に表れていたり，地域で生活する本来の姿とは異なる入院という「非日常」の環境に身をおかれた患者にとっては「感染対策どころではない」ということです。

3) 精神科看護の根本に立ち戻るということ

上述のことから，「なるべく自室で過ごしてください」という行動の制限が守れなかったり，手洗いなどの感染対策に協力ができない患者に対して，指示的・管理的に「守らせる」という姿勢が果たして感染予防対策にとってベストなのかは一考の余地があると思います。むしろ私たちは，患者がなぜ行動の制限が守れないのか，なぜ感染対策行動がとれないかという「行動の理由」の背景を考えたり，確認するということ，つまり，精神科看護の根本に立ち戻って考える必要があるのではないでしょうか。そうした「なぜ」を考えるということはつまり，感染対策を徹底するという指示的かかわりから，「支持」へと姿勢や発想をシフトさせるということだと思います。実際に当院でも，私たちが培ってきたこれまでの精神科看護のかかわりをとおして，患者と一緒に共同して感染対策に取り組むという「支持的な姿勢」に看護師の行動が変化していくのを感じました。

以下では，看護師の行動の変化に関して，いくつか私が病棟で体験したことを述べていきます。

支持的なかかわりによる
患者の行動の変化

1) 人格を尊重するかかわりを通じて

　幻覚妄想状態により開放観察中の患者（以下，Aさん）は保護室を出る際，看護師からルーチンワークのようにマスクの着用と手指消毒をさせられていました。あえて「させられていた」という表現をしましたが，私が見る限り看護師から感染対策についての説明やAさんの意思がそこにはなかったのです。この場面を見たときから数日が経ち，隔離解除になったAさんと再びかかわりました。すると，作業療法に参加するためにデイルームに出てきたAさんは「マスク忘れたけん，とってくる」と言い，小走りで自室に戻っていきました。

　この2つの場面の間には，看護師との関係や病状の安定など患者・看護師のさまざまな要素が関連していると思います。一方で，患者―看護師の関係構築のなかで私たちが日常として行っている"患者の人格を尊重したかかわり"をとおして，感染対策における共同ができるようになったのではないかと考えました。この「患者と看護師の共同」の背景には，両者の関係性の発展だけではなく，患者への教育も影響していると考えます。病状にかかわらず集団心理教育や日々のかかわりのなかで，世界での感染流行のこと，多くの患者にとってさまざまな意味をもつ面会の制限の意味，外出・外泊の自粛などを医療従事者からていねいに説明する機会も数多くありました。これまでの入院生活での日常に，非日常であった感染対策の徹底が加えられたこともあり，当初は患者教育も個別・集団を用いて意図的にされていました。このように，感染対策という患者にも意識的に行動を求める部分について教育的にかかわることも必要な医療提供の一部だと考えました。閉鎖的な環境において行動範囲や持ち物の制限があるなか，マスクや手洗いを治療手続きの1つとして遵守させるような看護師の管理的な姿勢でも，あるいはこの患者は同じ行動をとったかもしれません。しかし，制限や手続きととらえて感染対策を遵守してもらうのではなく，感染対策を自分のこととしてとらえ，自分を守るためだと認識できることも行動変容につながった背景にはあると考えます。

2) なじみの関係をつくることで

　頻回にナースステーションを訪れる認知症の患者（以下，Bさん）は，ナースステーションの窓を開けるたびに「お腹が空いたの」と訴えていました。看護師が自分の口をふさぐ動作をしたり，「お話するのはマスクをしてからにしましょう」「みなさんマスクをされていますよ」と声かけをしたり，活動後や食事の前には一緒に手洗いをしに行っていました。すると，Bさんはいつごろからかポケットにマスクを入れるようになり，看護師が介入したその場でマスクをつけるようになっていました。常時，マスクを着用できることが望ましいのは事実です。

　しかし，病室を出ることとマスク着用を結びつけて感染予防行動をとるためには，前述した精神科での感染対策の難しさに加え，患者自身に十分な認知理解力や注意力が必要になります。Bさんのように認知症により認知力の低下があっても，看護師からの声かけやジェスチャーなど，なんらかのきっかけや気づきを促すこ

とで，患者自ら感染対策に取り組むことができるという学びを得ることができました。もちろん，患者自身の精神的な不安定さがなくなり，協調性や周囲に対する関心の広がりなど治療の進展によるものも大きく影響しているはずです。そこに加えて，安心感をもたらしたり，なじみの関係をつくり，看護師が指示するのではなく「みなさんマスクをされていますよ」と周囲に関心を向けさせ，協調性をうまく使い支持するかかわりも効果的に作用していたと感じました。

「日常を止（と）めるな！」 —次の日常への準備として

さて，本稿でキーワードとして掲げた「日常」ですが，また別の意味合いを含んでいます。

COVID-19の流行が日本においても危機感をもたらし始めた2020年3月ごろ，当院の理事長から「日常を止めるな！」と喝を入れられました。私は，まず人の出入りをとめる，集合機会をなくす，人の交差をさせないことで感染経路を遮断することが優先だと考えていました。しかし，「日常を止めるな」には面会や外来，入退院，職員の出入り，研修などのさまざまな病院としてまたは職員としての「日常」が含まれていました。「止める（とめる）」ことではなく停止期間があっても実行できるための準備期間として必ず日常へ戻し，これまでのような日常を過ごすことを前提に取り組む意識で物事を捉えるようになりました。

とはいえ，これまで私たちが日常的に行ってきた感染対策から，COVID-19の流行により「持ち込まない。持ち込ませない」感染対策に重心をシフトし，職員の感染対策に関する意識や行動を強化する必要がありました。

新型コロナウイルス感染対策部会の発足

先述した精神科スタッフの感染対策への意識の脆弱性より，意識的に取り組むことが困難な現状が明らかになっています。また，当院には感染症に秀でたスペシャリストが不在でもあり，臨床現場でリーダーシップを発揮していくことが十分にできない状況でもありました。このような現状において，まず感染対策委員会の下部組織として「新型コロナウイルス感染対策部会（以下，部会）」を新設し，COVID-19対策に特化した活動を展開できるようにしました。部会では，主に病院の方針に合わせて感染対策の具体案を提案し実行させること，全体への情報周知，職員への感染対策教育を柱に展開していきました。福岡市内での感染状況に合わせた独自の院内感染対策フェーズ表を作成し，クラスターの発生や新規感染者数，PCR検査の陽性率から対策レベルの選定を行いました。

さらに，感染対策レベルに応じた行動が円滑に行われるように，現場での指導や情報周知を行いました。また，全職員へ向けて「新型コロナウイルス感染対策部会からのお知らせ」と題してZoomを活用して毎週院内へ発信し，現在の感染状況や対策，現任教育などを継続的に実施していきました。Zoomの活用により，個人防護具の使い方や感染が疑われる患者への急変時対応など，実際の現場での動きを映像資料とし

て教材化でき，より現実感をもたせて学習できるようになりました。加えてYouTubeで限定公開している動画を院内で見ることができるようにするなど，映像学習を効果的かつ必要な時に利用できるように整備しています。

一方で，職員全体への情報周知にはデジタルだけではなくアナログな部分も必要でした。映像資料と合わせてニュースペーパーを作成し，休憩室やナースステーションの手洗い場など職員の目にとまる場所に貼っていきました。このような取り組みの1つ1つが職員の意識向上につながっていると考えます。現在では，部会から現場への教育に加え，外部からの感染症看護専門看護師のコンサルタントも受けながら感染対策を展開しています。

コロナ禍において
教育担当者としての思い

当時「日常を止めるな」と喝を入れられた一方で，教育担当者としては窮地に追い込まれていました。これまでの集合研修の形式が一切とれなくなり，現任教育の年間計画スケジュールごと白紙になるのかと考えました。さらに，そうなると私の役割とはなんなのか，この状況でどうするのかとさまざまな感情が渦巻くなかで，昨年の4月ごろは現任教育を継続させるために使えるツール，できる方法を考え，探し，検証する期間だったと記憶しています。ところ

で，私は学びをとめるということは専門職者にとって立ちどまることと同義と考えています。

当院で毎週木曜日に実施していた研修をCOVID-19拡大により停止していた期間は2週間でした。後々になって，YouTubeで日本赤十字社の「ウイルスの次にやってくるもの」[2]を視聴したときに，私が当院での教育担当者として日常をとめないことの意義と喝を入れられた意味を理解しました。COVID-19拡大の収束（終息）をじっと耐え忍んで待つよりも，いまできることや，いましかできないことに取り組むチャンスに変えていけると考えています。

おわりに

「感染対策の徹底」が世界中で叫ばれるなか，患者─看護師の関係構築やニーズに応じた看護展開という基本的なかかわりに感染対策をプラスし，指示的ではなく支持的にかかわるといういつもと変わらない日常の私たちの姿勢が，よりよい相互作用を生み感染対策も円滑に進むということを学ばせてもらいました。

〈引用・参考文献〉
1）森兼啓太監修：精神科における感染管理ハンドブック．大日本住友製薬，p.2，2016.
2）日本赤十字社：ウイルスの次にやってくるもの．https://www.youtube.com/watch?v=rbNuikVDrN4（2021年2月20日最終閲覧）

利用者様とのかかわりをとおして考える感染予防対策

執筆者

訪問看護ステーションカミヤ（東京都町田市）
精神科認定看護師
宮﨑澄子 みやざき すみこ

はじめに

　筆者が所属している訪問看護ステーションカミヤは，東京都町田市にあり，スタッフは看護師5名，事務1名のステーションです。利用者様の疾患はさまざまですが，身体的な慢性疾患がある高齢の方が多くいらっしゃいます。筆者は主に精神疾患をもつ方や，それ以外のほかのスタッフがかかわりを難しいと感じる方の訪問を担当しています。新型コロナウイルス感染症に対するステーションの感染予防の取り組みと，そのなかでの利用者様とのかかわりを紹介します。

利用者様への説明に際して「そんな真面目な顔じゃなくて……」

　町田市も，2020（令和2）年の年明けとともに新型コロナウイルスの感染者数が爆発的に急増しました。それまでも，感染予防対策を十分にとったうえで訪問看護を行っていましたが，年始最初の訪問時に，ステーションからの文書を利用者様にお渡しして，感染予防対策について再度説明することになりました。文書の内容は，一般社団法人全国訪問看護事業協会のホームペ

ージに掲載されている「利用者・家族向け説明文書（例）」[1]をもとにしたものです。「1. ステーションの方針」としてスタッフがどのように感染予防対策をとるか，具体的には訪問前後の手洗いや体調不良時の自宅待機などについて，「2. ご利用者・ご家族へお願い」として利用者様とご家族に感染予防のためにお願いしたいこと，訪問前の検温やマスクの着用などについてです。

この文書をもとに，利用者様お1人お1人にていねいにお伝えしたつもりだったのですが，80代の男性Aさんから思わぬ指摘がありました。

「すごくわかりやすいんだけどさ，こういうことはそんな真面目な顔じゃなくて，もっとにこやかに柔らかく言ってよ」
「そんなに真面目な顔でしたか」
「そうだよ，急に真面目に言って，聞いていて怖くなるよ」
「失礼しました。そうですよね，教えてもらってよかったです！」

形式的な文面で，緊張感を伴う内容だからこそ，伝える側は印象が柔らかくなるように表情や口調を心がけなくてはいけない，Aさんのおっしゃるとおりだと思いました。Aさんからのアドバイスを胸に，以後，柔らかな表情や口調で，わかりやすい言葉を使うように気をつけています。

文書をもとに話をすると，多くの方は「わかりました」と言ってくださいました。それまではマスクの着用をお願いしていても，いざ訪問するとマスクをしていなかった方も，文書をお渡ししてからは，マスクをして待っていてくださるようになりました。

文書をもとにお話したことは，いまお互いに気をつけられることを再確認したという意味があったように思います。訪問が継続できるように，訪問で感染を広げてしまうことのないように，というスタッフ側の気持ちもあらためて伝える機会ともなりました。

ウィーデンバックは，看護において，話すことと書くことという2つのコミュニケーション技能の目的は相手の理解を増すこととしています[2]。一緒に文書を見ながら，わかりやすい言葉を使ってていねいに話したことが，看護師の行う感染予防対策，利用者様にお願いしたい感染予防対策という，もっとも伝えたい2点が明確になり，スムーズに理解を得られることにつながったと思います。

もしもに備えて

1) 新型コロナウイルスが身近に忍び寄る

2021（令和3）年の1月になると，近隣の病院やデイサービスでの感染者の発生，あるいはクラスターの発生という事態を続々と耳にするようになってきました。訪問先で，同居のご家族が新型コロナウイルス陽性で自宅療養中であったり，訪問した利用者様の通っているデイサービスに陽性者が出るというケースが出てきました。正確な情報がすぐに伝わってこないため，どのような対応が正解なのか釈然とせず，スタッフもぴりぴりとしながら訪問する日が続きました。

この時期に所長から，「利用者様が感染して

いるかもしれない状況に備え，通常の訪問でもゴーグルをつけましょう」という話がありました。すでに文書で感染予防対策の話をしていたためか，利用者様にゴーグルをつけて訪問することをお伝えすると，みなさん「たいへんですよね」と了解してくださいました。

2) 利用者様に39.5℃の発熱が

ある日，アルコール依存症の治療で入院していた60代の男性Bさんの，退院後はじめての訪問にうかがいました。単身生活をしているBさん宅の入口を開けると，部屋のなかは暖房がかかり南国のよう。にもかかわらずBさんはジャンパーを着て，ベッドからずり落ちた体勢でいました。声をかけても返答がまったく聞きとれず，数日前の退院日にお会いしたときと明らかに様子が違いました。検温すると39.5℃。「Bさん，お体，つらいですよね，すぐ病院でみてもらいましょうね」と声をかけると，Bさんは言葉もなくうなずいていました。

入院していた病院で以前に新型コロナウイルス感染者が出ていたことを聞いていたので，Bさんの感染を疑いました。救急搬送されすぐに入院となり，PCR検査の結果は陰性，肺炎との診断でした。訪問する時点では，Bさんの発熱をまったく予測していなかったため，対面したときには驚きましたが，ゴーグルをつけての訪問を始めていたことで，感染予防という点で慌てることなく対応できたのだと思います。

なおBさんのその後ですが，もともと嚥下状態が悪かったため，肺炎はおそらく誤嚥性であったと考えられました。むせながら食べると肺炎になり熱が出ること，せっかくお粥や柔らかいおかずをヘルパーがつくってくれているの

で，カップ麺は控えてほしいと伝えています。ケアマネジャーと姉と本人とで相談し，自宅の生活が安定するまで，しばらく定期巡回のヘルパーを利用することになりました

3) 不安，恐怖，あって当然

最後に紹介するケースは，感染予防対策の結果として社会的活動が縮小し，これまでの生活パターンを送ることができなくなったことで，不安定な状態となってしまったという方とのかかわりです。感染予防の徹底による社会的活動の制限がもたらす影響も，ケアの提供においては考慮しなくてはなりません。本ケースでは，ストレングス（強み）という観点から，利用者様がこのコロナ禍を乗り越えられるための支援を提供しました。

双極性障害をもつ50代の女性Cさんは，家のなかの消毒など感染予防対策をかなり念入りに行っており，筆者が訪問した際に手洗いする様子をいつも後ろから観察していました。

2020年4月，1回目の緊急事態宣言で外出自粛をしたことで生活リズムが乱れ，感染に対する恐怖感が急激に強くなり，受診も，スーパーでの買い物や近所への散歩も，いままで行っていた外出ができなくなりました。単身生活のため，誰とも話すことなく1日中テレビの新型コロナウイルス関連の情報番組を見て不安を募らせていました。テレビを見ると余計に不安になることはわかっていながら，気になってどうしても見てしまい，好きだった食事づくりもできない状態となりました。

そして徐々に朝も起きられず，布団のなかで過ごす時間が増えていきました。

訪問時，Cさんがいまの自分の状態について

「何もしていない」と嫌悪し,「何を,どうした
らいいんだろう」「どうしよう,なんでこうな
んだろう」とひたすら焦っている様子が伝わっ
てきました。筆者はCさんに,強い不安が続い
て消耗していると思うので,いまはゆっくり休
んでエネルギーを充電する大事な時間だとくり
返し伝えました。

以前より,Cさんには「娘たちに迷惑をかけな
いようにできるだけ元気でいたい」という気持
ちがありました。そのため,Cさんからは「体力
が落ちてしまうので(本当は)外に歩きに行き
たい」という言葉も聞かれました。いまの状況
では外出はできないけれど,体力の維持のため
に家のなかで軽く体操をしたり,食事づくりは
できなくても冷凍食品などを利用して食事をし
たりしていました。

望む生活があり,それに向けて日々できる
ことを心がけてしているということは,Cさん
の強みです。訪問看護としては,Cさんのその
思いを大切にしたいと思いました。そこで,筆
者は訪問のたびにCさんが時々体操をしている
ことや食事をするよう心がけていることを話題
にしていきました。Cさんが望む生活を大切に,
そのためにいまできること,やりたいことを話
題にし,Cさんの心がけや行動に着目して,肯
定的に支持するかかわりを続けました。

2020年9月ごろから,Cさんは少しずつ朝起き
られる日が出てきました。ある日の訪問でCさ
んが第一声で「午前中に家のまわりをぐるっと
歩いてきたんです!」と教えてくれました。「か

なり体力落ちてました」と言いつつも「スーパ
ーまで行けるように1日おきに散歩に行こうと
思います」と明るい表情で話してくれました。

感染の終息がみえない状況のなかで,利用者
様に不安や恐怖が募ることは当然のことです。
その不安感や恐怖感を無理に打ち消そうとせ
ず,しっかり受けとめたうえで,利用者様の強
みに着目して支援を行う大切さを学ばせていた
だきました。

おわりに

まだまだ安心できず感染予防対策を徹底して
訪問に行く日々が続きます。利用者様が抱えて
いる思いを大切に,筆者たちの思いも伝え,お
互いの思いを確認し合いながら,力を合わせて
感染を予防していけたらと思います。そしてこ
のようなときだからこそ,いつもよりさらに柔
らかい表情や口調と,わかりやすい言葉を心が
けた訪問を続けていきたいと思っています。

〈引用・参考文献〉
1)一般社団法人全国訪問看護事業協会:新型コロ
ナウイルス感染症対策 訪問看護ステーション
で取り組みましょう(令和2年5月7日).https://
www.zenhokan.or.jp/wp-content/uploads/corona-
st.pdf(最終閲覧日:2021年2月27日)
2)E.ウィーデンバック,C.E.フォールズ,池
田明子訳:コミュニケーション―効果的な看護
を展開する鍵.日本看護協会出版会,1979.

患者のニーズと看護師のニーズはどう関連し合うか

松丸直美 まつまる なおみ[1]　**石田亜衣里** いしだ あいり[2]　**宮本眞巳** みやもと まさみ[3]

1) 亀田医療大学看護学部 助教　2) 元・亀田医療大学看護学部学生　3) 元・亀田医療大学看護学部 教授

はじめに
—実習担当教員の視点から（松丸）

石田さんが精神看護学実習に臨んだのは，領域別実習の最初のクールであった。学内オリエンテーションでは，精神科看護に興味をもっていること，サークル活動でゲーム依存症について調べたことなどを話しており，精神疾患を誰にでも起こり得る身近な疾患としてとらえていた印象だった。病棟での実習は本来，火曜から金曜と翌週の月曜と火曜の6日間という設定だが，祝日が入ったため3日間を空けて実質5日間のかかわりとなっている。

石田さんが受け持ったAさんは，日常生活のセルフケア能力は比較的高く，ナースステーションで自分からスタッフに話しかける姿をよく見かける，活動性の高い患者さんであった。

精神看護学実習の実際
学生の視点から（石田）

1）事例紹介

Aさんは70代の女性で，診断は不安障害であった。診断名として明記されてはいなかったが，看護師によると，うつ病の可能性も考えられているということだった。結婚前は外に働きに出ていたが，結婚後は5人の子どもを育てるために主婦として家事に専念していた。生後2週間の娘を授乳中，居眠りをしている間に窒息死で失い，長男も20歳になる前に交通事故で亡くしている。娘を亡くした際には，警察からAさんによる虐待を疑われ，取り調べを受けていた。夫とは4年前に死別している。現在は未婚の次男とともに生活をしていた。次男以外の2人の子どもは結婚し，遠方で暮らしている。

15年以上前に，次男が海外旅行に出かけた際，帰国予定の日になっても連絡がつかず心配が募ったことがきっかけで他院の精神科を受診し，不安障害と診断された。その後は特に生活上の支障はなく過ごしていたが，1年前，仕事に出かけた息子を心配して帰宅するまで電話をかけ続け，電話に出ないと救急車を要請するなどの不安症状が表れた。それにより自宅での生活が困難となり，本人も入院加療を希望したため当院への今回の入院となった。入院の目的は，日常生活が不安なく送れるようになることであった。

入院後も，息子の安否を気にする様子が見られた。また，自分は重い病気ではないかといううつ病の心気妄想を疑わせる症状が見られた。入院当初は不眠や食欲減退を訴えていたが，数か月ほどでそれらの症状はなくなっていた。

2）かかわりの概要

　実習の初日，Aさんとはじめてコミュニケーションをとった際には，明るい雰囲気で話し好きの女性という印象をもった。他患者と比べると，精神症状が表れている様子があまり見られなかったため，症状が出たときどうなるのかという純粋な興味から，受け持たせていただくことにした。

　昼の休憩を終えて再度訪室すると，医師に動悸を訴えている場面だった。午前中の様子とは一変し，瞳孔が開き切迫感がある表情のAさんを見て，少し緊張感や恐怖感を覚えた。Aさんの訴えに対して医師が「動悸がすることを気にしすぎるのが原因ではないか」と話すと，「やっぱりね」とくり返すうちに，どこか納得したような表情となり，胸をさする手もとまった。この場面から，Aさんは自分のなかにある答えをほかの人にも正しいと認めてもらうことで，安心感を得ているのではないかと考えた。

　2日目には，ライフヒストリーを聞かせていただき，その際に印象的だった場面をプロセスレコード①に記載した。この場面は，実習の2日目，朝の検温が終わり，2人でデイルームのイスに座って話していたときのものである。Aさんは少し動悸がするということだったが，話し合いには気軽に応じてくれた。昔の家族の話については一通り聞けたので，いまの家族の話へ話題を切り替えようとしたが，昔の話に戻ってしまったという場面である（表1）。

　はじめは，話を聞いてもらうことで動悸が治まったという発言から，Aさんのつらさを取り除くことができたのではないかと考えていた。しかし，Aさんにとっては「不安になる」「話を聞いてもらう」「一時的に症状が治まる」という流れのくり返しに過ぎず，症状の根本的解決にはなっていないのではないかという考えが生まれ，無力感を感じた。さらに，プロセスレコードを読み返していると，会話が噛み合わなかったことに対する私の思いをまったく伝えておらず，会話がAさんから私への一方通行になっていることに気がついた。そのため，自分の感情を素直にAさんに伝えてみることを次の目標とした。

　3日目の朝，あいさつに行くと，「調子がよくないから来なくていい」「こんな老いぼれの話なんて聞きたくないでしょう」などと拒絶的な言葉を投げかけられた。その後，看護師には不安なことを相談している姿を見て，なぜ自分だけ拒絶されてしまったのかがわからなくて落ち込んだ。どうすればAさんとの間に援助関係を形成できるのかがわからず，大きな壁にぶつかった気持ちであった。しかし，こちらから働きかけるのをやめてしまってはいけないと思い，「できれば私にも話を聞かせてほしいです。勉強させていただいている身で，できることは少ないかもしれないけれど，私もAさんの力になりたいです」と伝えた。それに対してAさんは，「なかなか思うようにいかなくてね，ごめんなさいね」と少し強めの口調で言った。

　4日目の午前中，Aさんの表情が強ばっており，看護師を探している様子が見られたため何があったか尋ねると，「ちょっと用事があるから」とはぐらかされてしまった。それでも午後には，コミュニケーションをとることができたので，その場面をプロセスレコード②に記載した（表2）。

表1　プロセスレコード①

私の見たり聞いたりしたこと	私が考えたり感じたりしたこと	私が言ったり行ったりしたこと
	①Aさんはよく自分の昔の家族についての話をしてくれるから，その流れでいまの家族関係について話を聞きたいな。	②「昔の家族のお話をたくさん聞かせてもらえてうれしいです。今度は息子さんと娘さんとのいまの関係について聞いてもいいですか？」
③「もちろんいいよ。息子も娘も働いているから，私は帰る場所がないんだよ」	④話題を変えることを許してくれてよかった。帰る場所がないって感じるのは，私だったらとてもつらくてさびしいな。	⑤「Aさんはそう感じているんですね。私はいまの話を聞いて，自分だったらとてもつらくてさびしいなと思ったんですけど，Aさんはどうですか？」
⑥「そうだねえ。私が小さいころは家に居場所がなかったから……」そのまま昔の家族の話を3分ほど続ける	⑦あれ，話題がもとに戻ったぞ。一生懸命に話してくれているし，話をさえぎるのも悪いな。でも先生から「話を本題に戻すとほっとすることもある」とアドバイスをもらったし，タイミングをみてやってみよう。	⑧「そうなんですね」と相づちをうち，うなずく。「ところで，さっきの息子さんと娘さんの話なんですけど……」
⑨私の話が聞こえていないかのようにさえぎって「それでね……（昔の家族の話を続ける）」	⑩あれ，無視されたのかな？でも目を見て一生懸命に話してくれているし，この話をしたいだけで悪気はなさそうだな。いまはこの話につきあおう。	⑪相づちをうち，うなずく。
⑫話が一段落し，「こうやって聞いてくれる人がいると，胸がドキドキしないね」	⑬すっきりしたような表情をしているな。話を聞くことで動悸が治ったのはうれしいな。	⑭「それはよかったですね」

この会話ではじめて，Aさんは「人にはできるだけ迷惑をかけたくない」「特に若者には心配をかけたくない」という思いをもつ方であり，症状が出ているときに私を遠ざけたのは，Aさんなりの気遣いであったことに気がついた。それを正直に話してもらえたことで，Aさんとの距離が縮まったと感じ，「思いを伝えてくれたことがうれしい」という自分の感情を素直に伝えることができた。その結果，距離の縮まりをAさんと共有できるとともに，Aさんとの間にあったわだかまりがほぐれ，関係性が発展したように思った。また，Aさんの「つらい」「苦しい」「迷惑をかけて申し訳ない」「あなたと真剣に向き合いたい」という複雑な感情が，自分のなかに流れ込んでくるような感覚を味わった。驚いてAさんをみると，涙を浮かべてやさしげにこちらを見つめていたのを覚えている。

最終日には，「いまはちょっと体調が悪いし，看護師さんと話がしたい」「あなたに嘘はつきたくないからね」などと，以前とは違って素直に自分の状態や感情を伝えてくれるようになっていた。さらに，「胸の音，聞いてくれるかしら？　変な音してない？」などと体の不調を自分から訴え，聴診を糸口にフィジカルアセスメントをさせていただいた。

3）精神看護学実習の体験を振り返って

実習が始まった当初，Aさんは私のことを「若

表2　プロセスレコード②

私の見たり聞いたりしたこと	私が考えたり感じたりしたこと	私が言ったり行ったりしたこと
①「さっきはごめんね」	②すごく申し訳なさそうだな。でも，謝られるようなことされたかな？	③「なんで謝っているんですか？」
④「さっき，はぐらかしちゃったから。若い人に症状について話すのはどうしても気が引けてしまうのよ」	⑤ああ，そのことか。別に謝らなくてもいいのに。でも，本心を伝えてくれているようでうれしいな。	⑥「そうなんですね」
⑦「本当はあなた以外の医者とか看護師さんにも，恥ずかしいからあんまり体の不調のことは本当は話したくないの」	⑧えっ，意外だな。身体の不調が少しでもあると，看護師さんを呼ぶから，誰かに聞いてもらいたいんだと思ってた。	⑨「そうなんですか。はじめて知りました」
⑩「でも，頭がパーだから，いうことをきかなくなっちゃうから，話さずにはいられないのよ」	⑪Aさんにとって症状を訴えることは，やめたくてもやめられない。つらく苦しいことだったんだな。それをカミングアウトすることもつらいだろうに。私に必死に伝えてくれている感じがする。本心を伝えてくれてうれしいな。	⑫「Aさんの本心をはじめて聞けたような気がします。つらいことを話してくれてありがとうございます。Aさんが話してくれて，私はうれしいです」
⑬「そうかい。よかった。あなたはまだ若いから，キラキラしたお話をしたいのよ」	⑭Aさんの表情が少し明るくなってきたな。	⑮「そうなんですね。私も聞きたいです」

いからまだつらい部分は見せないほうがいい人」「医療従事者として守ってくれるというよりも，自分が面倒を見たり守ったりするべき存在」としてとらえていた。私自身，自分がまだ何もできない未熟者であることは十分にわかっていたが，それに甘えて何もしない，何もできないというのは間違いだし，不甲斐ないと思った。Aさんが普段のやさしい姿とは違い，切迫した様子で看護師に症状について訴えているときに，受け持たせていただいている身でありながら何もしてあげられないのが悔しかった。何より，苦しんでいるAさんのことが心配でたまらなかった。このような私の諦めない頑固な性格が，この事例では役に立っていたように思う。拒絶されたと感じても，それはAさんの病状から来るものだと信じて疑わず，「力になりたい」という思いをもって接し続けたことで，よい関係性を築くことができたのではないかと考えた。しかし，後悔も残っている。

精神看護学実習は領域別で行ったはじめての実習であったため，実習そのものに不馴れな部分も多かった。Aさんは身体的な疾患を抱えているわけではなかったが，記録を読み返してみると，私のアセスメントは精神面にばかり着目していたように思う。Aさんは，毎日のように身体の不調を訴えていた。それを「いつもの心気妄想だ」と決めつけるのではなく，フィジカルアセスメントや健康状態の確認を行うことも必要である。そのため，視点が患者の精神面に偏らないよう気をつけなければならないと反省した。

この文章を書くにあたり，記録を読み返すな

かで，Ａさんの不安は「自分がしっかりしなければ，家族が死んでしまう」という過去の経験に根ざす強迫観念が原因だったのではないかと感じた。Ａさんは過去に2人の子どもを亡くしている。2人の死は事故だったが，親であるＡさんが自分を責めてしまうことは想像に難くない。これ以上自分の子どもを亡くしたくないという思いが，息子の安否を執拗に確認しようとする電話へとつながったのではないか。自分のもとから大切なわが子がいなくなってしまうかもしれないという不安に，Ａさんは押しつぶされそうになっていたのではないか。いまとなっては想像の域を出ないが，もっとＡさんの家族への思いに目を向けて，話を聞こうとすればよかったと悔いが残る。

　この実習では，Ａさんとの関係性の構築に重点をおこうと決めていた。結果的に，素直な気持ちを伝え合うことのできる関係が構築できたものの，それが看護として成り立っているような援助関係にまで発展していたかどうかと問われると疑問も残る。精神科看護の基本は，患者の抱えている精神的な問題について，患者自身の自覚を促すためのかかわりだと考えているが，問題の自覚への促しはできていなかったように思うからである。実習期間が5日と短かったことも原因ではあるが，関係性の構築だけでなく，その関係性を活用し，Ａさんの不安という問題について，ともに向き合えればよかったという心残りがある。これからは，このような先を見すえたかかわりができるようになりたいと思う。

4）精神看護学実習，その先へ

　精神看護学実習から1年経ち，他領域の実習を重ねるにつれて，精神科病棟での体験からとても大きな学びを得ていたことを実感するようになった。精神科看護はほかの領域とは違い，「こうすればよい」という唯一の選択肢があるわけではないし，どのような方法であっても確実に有効であるという保障はない。ただし，患者1人1人と真正面から向き合い，自分自身の感情を活用しながら関係を構築し，患者が自分自身の問題に向き合うための糸口を探していけば，道は開けるように思った。難しい道だが，だからこそ，とても興味深い。私はこの面白さに魅せられ，精神科看護を志すようになった。いまはまだ何もできていないが，学んだことを手がかりにし一歩ずつ成長して，精神科看護についての理解を深めていきたい。

実習指導を振り返って
指導担当教員の視点から（松丸）

　実習中，石田さんは，Ａさんから頼ってもらえないことへの不全感を話してくれた。Ａさん自身が気にしていることに注目してかかわってみたり，学生の立場を利用して教えてもらうなど，Ａさんに頼ってみたらどうかと伝えた。患者さんのなかには，「学生の世話をしなければ」と考えて，学生に援助してもらうことを遠慮する人が時々いるので，セルフケア能力が高そうで，しかも気遣いに富むＡさんならばそうかもしれないと感じたからである。石田さんの振り返りから考えると，Ａさんが石田さんに頼ろうとしないのも，やはり学生への気遣いの表れ

だったようである。

　Aさんは，2人の子どもを事故で亡くすという体験をしている。石田さんも述べているように，母親であったAさんは，どれほど自分を責め，後悔したことだろう。まわりの人も同情してくれる人ばかりではなく，いろいろなかたちで責められたかもしれない。それでも，夫とともに3人の子どもをがんばって育てあげてきたAさんは頼もしく感じられた。いまでは夫の助けも得られなくなってしまったが，これまでに多くの苦難を乗り越えてきたAさんは，そのなかで培ってきた力をもち合わせているのではないか。私は石田さんの実習指導を担当しながら，石田さんと一緒にAさんの症状の奥に秘められた力を発見し，Aさんが地域で暮らせる可能性を感じることができた。

　Aさんにとって，石田さんとのやりとりのなかで自身の揺れる思いを他者に伝え，受けとめ認められた体験は，周囲の力を借りながら現実に対処していく力につながっていくように思う。また，石田さんにとって，精神看護学実習での体験と1年間の時間を経た振り返りは，今後の臨床実践にとって支えとなる多くの気づきをもたらしたように思う。

 実習統括者の視点から（宮本）

　石田さんがAさんを受け持ったのは，一見すると明るくて話好きな印象のAさんに精神症状が表れたらどうなるのかについての純粋な興味からだったという。多くの学生は石田さんと同様に，患者の健康的な側面と病的な側面の落差を埋め，患者の全体像を描きながらかかわ

りの手がかりを見出そうとする。このように，患者について知りたいという学生自身のニーズを充足することが，患者のニーズを充足することよりも優先されがちなのは事実である。しかし，患者理解の核心が患者のニーズ理解にあると考えれば，学生目線の純粋な興味は，次第に患者のニーズをどう理解し，どう充足したらよいのかについての関心へと変容していく必要がある。

　午後になって石田さんは，瞳孔が開き切迫感を帯びた表情のAさんが，主治医に動悸を訴えている場面に遭遇し，緊張感や恐怖感を覚えたという。ただし，そのときに石田さんが感じた恐怖は，Aさんへの恐怖というよりは，Aさん自身の感じていた恐怖を自分の心に映しとったものと考えたほうがよさそうである。そして，石田さんは，主治医から動悸を気にしすぎているという説明を受けて，Aさんが「やっぱりね」とくり返しながら落ちついていく様子を見届けることができた。石田さんはこの場面から，Aさんは自分のなかにある答えを他人に認めてもらうことによって，安心感を得ることができるのではないかという着想を得ている。

　実習の2日目，石田さんは，少し動悸がすると言いながらも話し合いに応じてくれたAさんから，家族の話を聞かせてもらうことができた。石田さんは，話し合いを終えてからしばらくの間，「話を聞いてくれる人がいるとドキドキしない」というAさんの言葉から，Aさんのつらさを取り除くことができたという安堵や手応えを感じていたという。ところが，プロセスレコードを作成し読み返すうちに，2つの問題に気づいて，無力感や不全感を覚えたというこ

とである。1つは，誰かが話を聞くことによってＡさんの動悸は一時的に治まるが，根本的な解決にはなっていないこと，そして，Ａさんから石田さんへの一方通行の噛み合わない会話になってしまい，石田さんは自分の気持ちを伝えていないことである。このような気づきを得て，石田さんは自分の感情を率直に伝えることを目標にしてみようと考えた。

3日目のＡさんは，朝から話し合いをすることには拒否的であり，しかもその後，看護師には相談にのってもらっているＡさんの姿を見かけて石田さんは落ち込んだ。それでもめげずに，「できれば話を聞かせてほしい」「自分も力になりたい」と告げることができた。Ａさんは，「なかなか思うようにいかなくてね」と及び腰ながらも，「ごめんなさいね」と謝罪の言葉を返してくれた。

4日目の朝も，Ａさんは看護師に不調を訴えながら，石田さんからの問いかけは，はぐらかされてしまった。それでも，午後になると少し落ちついたＡさんは，はぐらかしたことへの謝罪とともに，不調について本当は医師や看護師にも話したくないけれども話さずにはいられなくなること，学生の石田さんには「キラキラした話をしたい」という正直な気持ちを語ってくれた。そのとき，石田さんはそれまでのわだかまりがほぐれ，Ａさんのつらさや苦しさ，そして石田さんへの申し訳なさや，石田さんと向き合いたい気持ちが，自分のなかに流れ込んでくるような感覚を抱いた。この感覚に驚いて，思わずＡさんをみたところ，涙を浮かべてやさしげにこちらを見つめていたという。そして

最終日，Ａさんの調子はすぐれなかったが，自分の状態や感情について率直に伝えてくれた。

実習が始まった当初，石田さんはＡさんの精神面についてのアセスメントに関心が傾き，くり返される身体的な訴えは心気妄想によるものという解釈に引き寄せられていたようである。しかし，Ａさんと主治医のやりとりに立ち会って，理由はどうあれＡさんは動悸によって苦しんでいることや，心配はないと保障してもらうことによって楽になることに気づいた。さらには，自分自身が率直な思いを表現しＡさんに伝えようと努めることによって，Ａさんの正直な気持ちを語ってもらうことができた。すなわち実習の5日間は，Ａさんと心が触れ合えた体験であり，Ａさんを知りたいという興味が，Ａさんにとって何が必要なのかをＡさんと一緒に明らかにしていきたいという思いへと，変容していくプロセスであったといえる。

学生か看護師かを問わず，患者とのかかわりの始まりでは，学習や援助の結果を出したいという援助者としてのニーズが患者のニーズを上回ったり，優先されたりすることはよくある。大事なのは，そのことを自覚したうえで，かかわりの折々に自分が抱いた感情に関心を払い，患者が抱いていると推測される感情と突き合せながら，その意味を見極めるように努めることである。そうすれば，患者のニーズ充足に向けた援助は，おのずと形成されていく。なぜならば，ペプロウの言うとおり，感情にニーズが反映しているのは，患者も看護師も変わりがないからである。

解離性同一性障害患者への看護
交代人格プロフィール表の活用をとおして

地方独立行政法人山梨県立病院機構山梨県立北病院
（山梨県韮崎市）看護師
市川正典
いちかわ まさのり

同 看護師
山本理衣
やまもと りえ

はじめに

　筆者（山本）が受け持つことになった20代女性A氏は，家族7人暮らしで思春期から解離症による影響などで情動不安定となり，自宅の2階より飛び降りるなどの行動化が見られ山梨県立北病院（以下，当院）に入院。以後，10回以上の入退院をくり返していた。

　今回の入院（X−2年）は，家業が忙しく母親が患者へのかかわりが手薄になったことに不満を訴え，母親を蹴るなど攻撃し入院してきた。しかし，A氏は攻撃した記憶をなくしていた。A氏は入院への不満を訴え，自分の要求がとおらなければ攻撃や自傷をするなど，アピールもしくは演技ともとれるような行動が目立った。時間の経過とともに，その攻撃や自傷の記憶はなくなり，次第に人格交代が頻繁に出現するようになってきた。そのA氏が入院しているB病棟での実践をまとめたものである。筆者の山本が受け持ち（プライマリー）看護師で，市川は同じチームで協力した。なお以下のエピソードは本人に文書で同意を得て，個人が特定されないよう一部を改変し，山梨県立北病院倫理審査委員会の承認を得て紹介するものである。

治療の基本的な方向性と回復像

　先述の経緯でA氏は解離性同一性障害（多重人格）と診断された。解離性同一性障害は，解離症によって自己同一性を失う神経症の1つで，症状が特徴的なため周囲には奇異に見えることが多く，接し方が難しい疾患である。解離性同一性障害の治療では，医師による治療よりも周囲の適切な対応が重要だといわれている

　解離性同一性障害の基本的な治療は，薬物療法と精神療法で回復をめざす。薬だけでは不十分で，組み合わせることが必要となる。回復には，「眠りルート」「覚醒ルート」の2つのルートがある。「眠りルート」は，入院や保護的な環境に身をおき，安らぐことが基本となる。「眠りルート」をたどる人には甘える言動がみられるので，特定の人物や時間を限って許す。安心感を得ると徐々に目覚めに向かっていく。

　「覚醒ルート」は他者への依存を抑え，過去と現在を区切って回復に向かうルートである。将来への目標や希望をもてると，このルートを

精神科看護 2021.4. vol.48 No.4（通巻344号）**033**

たどる。ただ，家族や友人など周囲の人は，本人に強要してはならず，支えが必要となる[1]。

A氏の人格交代が始まる

　以下はA氏の人格交替が出現し始めた際の様子である。A氏は，今回の入院直後から睡眠薬の注射を強く要求したが，当直医からそれはできない旨を説明されると，ドアを蹴り，泣き叫ぶなどの反応を示した。保護室への入室時にも看護師の手に噛みつこうとしたり，歯ブラシを折ろうとするなどA氏は激しく抵抗した。

　保護室からの開放観察後，しばらくしてからフラッシュバック（光や音が怖い）に脅える症状が見られるようになった。症状が1週間ほど続いた後からA氏の口調に変化がみられるようになった。その口調は男性的であり，筆者はそれが「誰であるか」を確認すると，「B」だと名乗った。筆者が「暴力の責任はA氏になるため，暴力をやめてほしい」と伝えると，「あいつがつらくなって泣き叫ぶようなことはしないでくれ」と人格「B」は答えた。筆者は「つらくても向き合わなければならないことがあり，それに協力してほしい」とお願いすると，人格「B」は落ちついて話を聞いてくれるようになった。しかし，人格「B」の出現後から，A氏は頭痛や耳鳴を訴えるようになり，「C」「D」「E」「F」「S」「R」「T」さらにほか10人以上の人格が頻繁に出現するようになった。

実際のかかわり

1）方向性の統一と「交代人格プロフィール表」の作成

　複数の人格が出現するようになったことで，人格の多重性に陰性感情をもつスタッフが多くなり，筆者自身も困惑を覚えたため，主治医に相談し，解離性同一性障害について学習会を行い，A氏に起こっていることについて理解を深めた。具体的なかかわりの方向性として，A氏の言動は「演技的に見えても，意図的に症状をつくり出しているわけではない」ことをチームとして共有し，交代人格が出現しても人格によって，かかわりに差異を設けず，各人格に対してていねいに話を聞き，思いを受けとめることとした。同時に，攻撃や自傷をする人格に対しては，たとえそれがA氏を守るための行動であっても，A氏の生きている社会のルールでは認められないことであり，A氏に責任の所在があることを根気よく説明することとした。スタッフの安全のため，また，スタッフが燃え尽きないためにも限界設定を書面で行った。書面は，主治医と，A氏がA氏の人格であるときに意見も聞きながら作成した。攻撃や自傷などによって保護室を利用したときの約束としては下記のとおりである。

①落ちついて過ごします（自分や人を傷つけない，物を壊さないなど）。
②食事を半分以上食べます。
③薬を飲みます。

　この3つが守れていれば，ずっと開放観察

表1 交代人格プロフィール表（重要人格を抜粋）

名前	A	S	B	C	D	E	F	R	T
性別	女	男	男	女	女	男	男	女	女
年齢	20代後半	25歳	27歳	24歳	20歳	18歳	9歳	5歳	幼い
人格の類型	主（ホスト）人格	支配力が強い人格を抑えられる	まとめ役キレたらどうしようもない	暗いネガティブ	主人格が疲れたら出てくる	暴れるために出ていたい	攻撃的	食べなくても生きていける主人格を守り，眠らせることができる	ルールが理解できない主人格を守る
起源		3～4歳から	3～4歳から	小学生ころから	小学生ころから	小学生ころから	保育園ころから		
症状や特徴	自傷希死念慮転換拒食身体化など	やさしいリストカット	記憶の操作○○先生に眠らされていることになっている	自傷（リストカット）		荒っぽい（山本看護師と暴れない約束をした）	暴れるときにでてくる。我慢ができない筆談	拒食	よく眠る

（○時から○時）が続きます（守れない場合，保護室で過ごしていただきます。3つとも守れるようになった次の日に，主治医と問診してから開放観察が再開となります）。

このような約束の紙を作成し，保護室の外側に掲示した。また，3つ守られているかのチェック表を作成し，各直の看護師が表に記入し，3つのチェックが揃っているか日勤看護師が確認した後に開放観察を実施していた。

また，解離性同一性障害についての学びを深めるうちに，「解離の人に体外離脱体験や交代人格などの話をさせると病状が悪化すると思われがちですが，これは誤解です」[2]「重要なことは，人格のえこひいきをしないこと，まだ出たことのない人格もふくめて全人格のみなさんに呼びかけること，治療上の契約を結ぶこと，それぞれの人格のもっている悩みや問題を真剣に聴くこと」[3]「人格の起源とその機能のマッピング（図解）は人格システムの理解を容易にする。それは患者自身にも治療者にも有益である」[4]という知見に接し，交代人格について整理してスタッフ間で共有できるよう交代人格プロフィール表の作成を行うこととなった（表1）。なお，この表の作成にあたっては人格「C」に協力を得た。

この表を活用し，交代人格の出現時には前述のとおりに全人格に対して公平に接し，全人格に呼びかけ，交代人格相互のコミュニケーションを促進しながらかかわっていった。特に交代

人格の中心的な人格「S」には，A氏の不利益になるような行動はしないように各人格に伝えてほしいことをお願いし，実行してもらった。イメージがしやすいように交代人格と看護師のやりとりの日常会話の一部を表2に示す。また，各人格間の連絡ノートを活用し，他人格からA氏本人にメッセージを残してもらったりしながら人格の交流もはかれるように工夫した。

交代人格プロフィール表の活用時の注意点にも触れておきたい。かかわるスタッフは何人もの交代人格を相手にしなければならないので，疲弊しやすい。そのため医師（またはスーパーバイザー）とも相談しながら，チームで勉強しつつ実践していく必要があった。また，患者の症状への執着が増す可能性もあるため，同一性について確認することに一生懸命になりすぎないように注意が必要であった。

こうしたかかわりにより，要求のとおらないことに対するA氏の衝動行為は少なくなり，落ちつかないときにはA氏みずから保護室への入室も行えるようになり，安定して過ごせることが増えていった。

2）退院への不安の背景にあったもの

このまま安定して退院に向かうものと考えられたが，外泊体験時にフラッシュバックが生じた。このことについて人格「C」は，「A氏は退院することを怖がっている」と教えてくれた。退院を拒むあまり自傷をくり返していたことがわかった。

A氏は幼少時から家族からしつけの一環として暴力を受けていた可能性があるようで，ま

た，小学校から高校まで，友人からもいじめを受けていたのだ。自傷や希死念慮，解離症，転換，拒食など，演技的でアピールともとれる行動は思春期から始まっていた。事実，多数の人格から，「絶対に誰にも言わないで」と幼少期から現在にいたるまでの家族の暴力について語られていた。かかわりの過程でA氏は，「幼少期に兄弟から受けた性的虐待」についてもみずから思い出し，「いままで言えなくて自傷をしていたけれど言えて楽になった」と主治医に告白した。

なお，A氏や交代人格の訴えた性的虐待については，その事実について両親は否認していたが，あったかもしれないことは理解してくれていた。A氏の陳述の真偽は確認するすべがなく，スタッフ間でもその事実性について見解は異なったが，解離性同一性障害の発症にもっとも影響が大きいのは性的外傷体験であり，家庭内暴力などとの関連，影響も大きい[5]という知見をもとに，真偽の追及ではなく，共感をベースにした治療・ケアを行うという方向性が共有された。そのうえで，情報共有と今後の方向性について家族，主治医，PSWでカンファレンスが開催された。カンファレンスは病棟内のカンファレンスルームを使い，万が一のときには保護できる環境は整えておいた。また，不安の軽減に努めるため，看護師がA氏の近くに座りフォローするなど，A氏の心的安全の確保に努めた。カンファレンスでは看護師が両親に対して，あらかじめA氏と確認しておいた内容が伝えられた。それに加えて，A氏より，いままで話せなかった生きづらさの要因について両親に伝え

表2　交代人格と看護師とのやりとりの一部

- 人格Dから「お姉ちゃん（A氏）にノートに書いてあることを伝えてほしい」と頼まれたため，看護師は「A氏に代わってもらえます？」とお願いすると，しばらくしてA氏に戻り，キョトンとした様子をみせていた。看護師が人格Dの伝言を伝えると，A氏はうなずいた。

- 人格Sが「17〜18歳くらいの新しい○○という女性の人格が出たらしいよ」「FはSたちの言うことを聞かないので，Aにとって不利になることをするかもしれない」と看護師に教えてくれた。看護師は感謝の意を伝えた。

- 看護師は人格Dに「A氏はいつも約束を忘れてしまうが，看護師はどうしたらいいと思う？」と相談すると，人格Dは「自分ではできないからBに相談する」と答えた。しばらくすると人格Bになり「難しいかもしれないが，断片的に残すことはできる」とのこと。A氏に戻ったとき，断片的な記憶であるが残っていると話した。

- 看護師「約束事については，ほかの人格に話したことであってもA氏の記憶に残るようにしてほしい」と人格Bに依頼すると，人格Bは「できるだけ努力する」と返答した。

- 人格Dが「お姉ちゃんが苦しんでいる。かわいそう」と話すため，看護師は「Bと代わってもらえますか？」と頼むと，人格Bが出現。「ごめん，寝ちゃってた。気をつける」という。

- 人格Bは「Eがロッカーにお菓子を隠したので，Aがやったと思われたらかわいそう」と教えてくれる。看護師は「Eが隠したのですね。わかりました。フォローしますね」と返した。人格Bは安心した様子が見られた。

- 人格Bが「Fは後半に出てきて役に立たなかった。自分は眠らされているがAのことをいつも見守っている。本当にまずい状況になったら出てくる。いままで暴力があったとき，Fや自分が出てきてAにつらい思いをさせないようにしてきた。本当のことを知ったらAはショックを受ける。知らないほうがよいこともある」という。

- 看護師は人格Rに「Rちゃんですか？　いつもお姉ちゃん（A氏）を守ってくれてありがとう。怖い思いをしていますね。病院にいるので，ここは安全。Rちゃんのことも守っていますよ」と伝えると，人格Rは「ありがとう。お姉ちゃんのためにがんばる。お姉ちゃんを守っているからお姉ちゃんに迷惑をかけるようなことはしない。薬を飲んで部屋に戻ることは約束するよ」と答えた。

- 看護師が人格Tに対して「Tちゃん，お姉ちゃんにご飯を食べてほしいのでAに交代することはできますか？」と聞くと，人格Tは「外泊で嫌な思いをしたから交代すると暴れちゃうよ。お姉ちゃんがかわいそう」と答えた。看護師は「Tちゃんはお腹空かないの？」と聞くと，人格Tは「いまは眠いんだ」とそのまま入眠した。

- 新人格Xが現れ「Cがたいへんそうなので私が出てきました。Cと直接話ができるが，抑えることができるかわからない。私は最近出てきたので1日の流れがよくわからない」と話すため，看護師は人格Xに1日の流れをていねいに説明した。

- 人格Sが「Eが看護師に暴言を言ったけど，謝らないから俺が謝ろうか」と話すため，看護師は「ありがとう。でも，Sが謝罪しても意味がないんですよ」と伝えると，しばらくして人格Eに代わり謝罪があり，反省している様子が見られた。

- 人格Eは「何回も暴れようと思ったけどAのためにならないからやめた。どうやったらAを助けられるのか」と聞くため，看護師は「A氏自身が乗り切らなければならないので見守ってほしい」と答えると，しばらくしてA氏に戻った。

- 人格Rによると「（人格Rは）食べなくても生きていけるの。お姉ちゃんを起こすと死にそうなことをしそうだから強制的に眠らせている」という。看護師が「A氏は死にたいくらいつらいことがあったんですね」と聞くと，人格Rはうなずいた。

- 人格Sは「Aは看護師さんたちに感謝していたよ」という言葉に対して，看護師は「伝えてくれてありがとう。うれしいわ」と笑顔で応じた。

られ，両親は理解を示してくれた。一方，家族もA氏からの攻撃や自傷など衝動行為に振り回され，傷ついていた。そのため家族に対してこれまでの苦労をねぎらいながら，以前からのA氏の衝動行為は疾患ゆえに生じたことであり，「わざと家族の手をわずらわしていたわけではない」ということへの理解を促すことで，家族の抱える葛藤を緩和した。また，両親に病状（複雑な人格システム）が理解できるように，主治医から両親に説明も行われた。それらの説明により，自宅退院への不安や葛藤を弱められた。こうした調整は，頻繁に解離しなくても済むような家庭環境をつくる一助となったと考える。

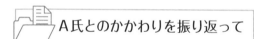

A氏とのかかわりを振り返って

1）A氏の行動の背景

冒頭に述べた解離性同一性障害の基本的な治療と回復像にそっていえば，A氏は，まずは入院や保護的環境（眠りルート）から徐々に目覚め，その後，交代人格プロフィール表を通して，自分から，話す，表す，吐き出す，区切るといった経過（覚醒ルート）をたどっていると考えられる。

A氏の演技的でアピールともとれる行動（自傷や希死念慮，解離症，転換，拒食など）は，家族からの暴力や性的虐待の記憶，友人からのいじめなど，こころに深い傷を受け，その苦痛から自身を守るための行動であったことが考えられた。また，入院による行動制限や受け入れがたい病棟ルールなどがきっかけとなり，過去

の外傷体験が呼び起こされ（再トラウマ体験），フラッシュバックの形で意識に侵入し，A氏の苦痛が大きくなった。同一性を保てなくなり，人格Bなどが出現するようになったことが考えられた。

2）A氏と複数の交代人格へのかかわり

筆者自身，ストレスとされる状況で都合がいいように解離し，攻撃や自傷で要求事をとおそうとするA氏への陰性感情がぬぐい切れなかった。また，複数の交代人格にどう接したらよいのか悩んだ。いくつかの文献から知見を得て，「交代人格プロフィール表」を作成し，それぞれの人格がつくりあげられた意味や役割について向き合い，話題にしていった。攻撃や自傷する人格が出現したとしても，えこひいきせずに話を聞き，悩みの相談に乗った。それにより攻撃や自傷をする交代人格からの信頼を得て，全人格同士に呼びかけ，全人格同士のコミュニケーションを促進させることができた（各人格間の連絡ノートも活用しながら）。人格に不利益な行動はしない約束も行うことができたことは，その後のA氏とのかかわりにおいて重要であったと考える。こうしたかかわりを通じて得た，「つくりあげられた交代人格たちがA氏の負う痛みから守り，支えるためにあった」という理解は，そうすることでしか乗り越えられなかったA氏のつらさへの共感を可能とした。

3）家族調整

A氏は自宅に退院することをおそれていた。その要因の1つとして幼少時に家族から暴力を

受けていた可能性が考えられた。そのため，A氏本人，家族，病院スタッフを交えたカンファレンスでは，A氏の生きづらさについて両親に伝えられるようにした。また，両親に対してはこれまでのA氏との関係について配慮しつつ，疾患への理解を促し家族の抱える葛藤を緩和した。

おわりに

家族と病院スタッフを交えたカンファレンスを経て，A氏は「言いたいことが言えてすっきりした」と感想を述べ，自宅退院が実現した。退院後，家族が忙しいときも問題行動を起こすことなく乗り切ることができていた。行動範囲も拡大し，デイケアに通所でき，家業の仕事を手伝い，給料をもらえるような働きができるまでになり，1年以上安定した時期を過ごされていた。しかし，虐待を行っていたとされる兄が自宅に戻って来ることとなり，解離症が再燃した。自傷や希死念慮，転換，拒食，衝動行為が激しくなり，以後，3回の入院にいたった。

いずれの入院も解離症は見られていたが交代人格が頻繁に出現することは見られなくなっている。人格の交代には，軽度〜重度の段階があり，段階が進むと，交代人格の役割や行動，出現する時間が増え，人格の深みも増してくるといわれている[6]。いままでは，つらい外傷体験を「犠牲者（交代人格たち）」に引き受けさせ，「生存者」としての自分を守る必要があったが，多少ではあるが同一性が保たれつつあるようになってきたことが考えられる。いままでは1年の半分以上を入院していた状況であったが，入院期間の短縮もはかられるなどの変化が見られはじめている。

〈引用・参考文献〉
1）柴山雅俊：解離性障害のことがよくわかる本．講談社，p.92-95，2016．
2）前掲書1），p.90-91．
3）中井久夫，山口直彦：看護ための精神医学 第2版．医学書院，p.214-216，2005．
4）斎藤学編：児童虐待〈臨床編〉．金剛出版，p.211-225，1998．
5）前掲書1），p.62-63．
6）前掲書1），p.48-49．

精神科訪問看護のいろは
―「よき隣人」から「仲間へ」

協力：埼玉県精神科アウトリーチ研究会

【編者】 横山恵子（埼玉県立大学保健医療福祉学部看護学科精神看護学 教授）
藤田茂治（訪問看護ステーションりすたーと 所長）
安保寛明（山形県立保健医療大学大学院保健医療学研究科精神看護学 教授）

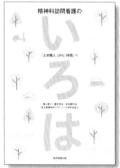

A5判　208頁　2色刷
2019年7月刊行
定価2,200円
（本体価格2,000円＋税10%）
ISBN978-4-86294-064-3

【主な目次】

シチュエーション①　頻回な電話
夜間休日，鳴りやまない電話
―「今から死ぬ」と言われて

シチュエーション②　家族調整
母と子の狭間に立って
―お互いの自立を促す訪問看護って

シチュエーション③　服薬支援
服薬確認，とても躊躇する
―タオルの投入の見極めについて

シチュエーション④　性的関心
性的なメッセージを受け取ってしまったら
―モヤっとしたままの訪問はつらい

シチュエーション⑤　幻覚妄想
あぁ幻覚妄想
―ネフェさんと〈ひかりさん〉と

シチュエーション⑥　ゴミ屋敷
足の踏み場もない部屋に行くのはユウウツ
―その「ゴミ」，ほんとは宝物かもね

シチュエーション⑦　多職種連携
「お医者さんに身構える」
―医師との連携だけではないのです

シチュエーション⑧　やりがい
何も変わらないとあきらめたくなる
―「らしさ」のゴールを未来に見据えて

シチュエーション⑨　壮大な夢
夢をもつことは素敵，なんですが
―大きすぎる夢を語られて

シチュエーション⑩　身体合併症
糖尿病治療にまったく乗り気じゃない人
―「好きにさせてくれ」と言われましても

【編者より】

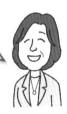

本のタイトルにもある，〈「よき隣人」から「仲間」へ〉というフレーズは，特に印象的です。どうしても私たちは，患者さんのことを，何もかも知ろうと躍起になりますが，「よき隣人」くらいの感覚の方が，お互いに楽で，よい関係でいられるような気がします。みなさま，どうぞこの本から，精神科の奥深さや，支援のおもしろさを感じとっていただき，精神科訪問看護をますます好きになってくださいね（横山恵子）。

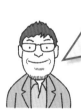

この本がおもしろいのは，場面設定です。精神科に特化した訪問看護ステーションに，さまざまな相談者が訪れます。目次を見てもらえればわかるように，精神科支援においてよく聞く困り事，悩み事です。この相談に対して，精神科看護のベテラン看護師は，自分の経験をもとに，エピソードを交え，具体的に自分たちの経験を語ります。読み始めるとおもしろくて一気に読みきってしまうこと間違いなしなのです（藤田茂治）。

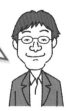

企画から発刊まで1年足らず。考えられないくらいのスピード感で，多くの人に紹介したい本ができました。この本をなぜ紹介したいかというと，それは，仮原稿を読んでもらった何人かの方から「おもしろいし，目からウロコなコトがあるね！」という評判をいただいたからです。制作過程でのおもしろさが本になっても活きているって，なかなかないことだと思います（安保寛明）。

怒りの感情と
コントロールについて
第19回埼玉県精神科事例検討会特別講演より

安保寛明
あんぼ ひろあき
山形県立保健医療大学看護学科（山形県山形市）
教授

本稿では，2021（令和3）年2月20日にオンラインで開催された「第19回埼玉県精神科事例検討会」における特別講演の一部を編集加筆のうえ紹介します。

共同において行われる「発見や学習のよろこび」

私が「怒り」について話をするときには，まず「人ってなんだろう？」というところから説明しています。なぜなら，怒りという感情への対処に関して，人の知性と精神の成熟について理解すると，とても助けになるからです。そこで，本日もメインテーマである「怒り」について語る前に，いくつか前置きになる話をしておきたいと思います。

最初にクイズを出します。

以下にあげる生き物の特徴のなかで，ほぼ人にだけあてはまるものはなんでしょうか？　なお，この特徴は人が知性を獲得することにかかわる内容でもあります。

①鼻の穴が2つある
②正面を向いたときにはっきりと白目の部分が見える
③耳が横向きについている
④意図をもって歯を見せる

答えは②。「正面を向いたときにはっきりと白目の部分が見える」です。同じ哺乳類のウマや人間に近いとされているチンパンジーもほぼ黒目です（読者の方はGoogleなどで画像検索してください）。犬も猫も，ほぼ通常は黒目です。「あれ？　魚は？」と思われる方もいるかもしれません。たしかにマグロの兜焼きには白い輪郭があるように見えますよね。実はあの部分は，眼球を塩水から守るための脂肪分なのです。つまり，眼球は黒目だけでできているというわけです。

では，「正面を向いたときにはっきりと白目の部分が見える」ことが，知性の獲得とどう関係があるのでしょう。みなさん，少し考えてみてください。

実は，白目と黒目が分かれていると，その人の視線がわかりますよね。このことが重要なのです。人は視線をコミュニケーションに活かすことで発達してきたのです。このことも，具体的に解説していきます。

さて，親が赤ちゃんをあやしているところを想像してください。親が「かわいいねぇー」と赤ちゃんと目を合わせた後で，「がらがら」に目を向けると赤ちゃんはそのガラガラの存在に気づくことができます。さらに，そのガラガラを鳴らすと，赤ちゃんはその物体から音が出るという知識を獲得します。もし事前にガラガラに

注目していなければ，突然音が聞こえるという経験にしかならないので，ガラガラに視線を向けることができず，どこから音が出ているかに気づくことが難しくなってしまいます。

さらに，子どもがリンゴを見ながら，親に「あれなあに？」と聞いたとします。そのとき親は子供の視線からリンゴに気づいて「リンゴだよ」と，リンゴに一緒に視線を合わせながら教えれば，子どもは「リンゴ」という名前を知識として獲得することができます。これは共同注意／共同注視といいますが，ここで重要なのは，不快の緩和ということとは次元の異なる，純粋な快経験として「発見や学習のよろこび」が共同において行われるという点です。こうした「よろこび」は人が感情を育んでいくうえでの重要な源泉となります。「共同」はプラスの意味が付与されやすくなるわけです。

ちなみに，ヘレン・ケラーの逸話として有名な「WATER」ですが，これもサリバン先生との共同によって彼女が手に触れたものが「WATER」だという発見に導かれましたね。ですから，ヘレン・ケラーが社会活動に熱心だったのは，「共同」経験が彼女自身によろこびを与えたからだと私は考えています。

心理的危機という観点から 怒りの感情をとらえる

さて，怒りやその対処の前に，「発見や学習の（純粋な）よろこび」が共同において行われるという話をさせていただきました。人は誰かと何かを一緒に見たり，したりすることで知性を獲得し，よろこびを感じるという原初体験をもつ生き物であり，そこに人の強みがあります

（逆にいうと，ごく幼児期に誰かの保護を受けることができないと，安心感や安全感を人から得ることが難しくなる可能性が生じるわけですが）。

さて，今回のメインテーマである「怒りの感情とコントロールについて」の解説に入っていきます。

誰でも怒りの感情はもつものです。人生のなかで一度も怒りの感情を抱いたことのない人はいないはずです。ですから，怒りの対処について考えるときに「怒ってはいけない」という前提をおいてしまうと，不可能なテーマにつきあうことになってしまい不全感が強くなります。むしろ，怒りという感情を広くとらえて，「その人に急性期的に訪れた心理的危機に気づいて（認識して）対処する」ととらえたほうがいいと思います。

この心理的危機に関して，まずは依存症分野でいわれる衝動性の高まる場面であるH.A.L.Tの法則を題材にしましょう。H.A.L.TとはHungry（空腹），Angry（怒り），Lonely（孤独），Tired（疲労）の頭文字をとったものです。この4つの局面をすぐに解決できる，安易に快をもたらすものとして，アルコールや薬物，ギャンブルなどが選択されると，その行動が定着してしまい，体に害を与えたり，その習慣を変えづらくなったりするというわけです。

さてこのH.A.L.T。これはよく見ていくと，乳幼児から経験し得る心理的危機に重なっています。つまり，「言語化しづらい，（それゆえ）対処方法がわからないしんどさ」であると言い換えることができると思います。たとえば，**仕事でへとへとになって家に帰ってきて，家族のために夕飯をつくっていたら，子どもから急に**

明日の学校に必要なものを要求されて，思わず「なんで先に言わないの！」と怒鳴ってしまった，というケース。こうしたケースでは「怒鳴ってしまった」という怒りの感情にだけフォーカスしてしまいがちですが，突然の心理的危機ととらえて，先ほどのH.A.L.Tを参照すると，ここにはTired（疲労）がありますし，あるいはLonely（孤独）も絡んでくるかもしれない。そう考えると，怒りの感情だけをどうするか考えていても十分ではないことがわかります。このような場面では，心理的危機を言語化して自己認識するとセルフケアも可能になりますし，心理的危機と見立てることで援助者が行う対応も見通しやすくなります。

さて，心理的危機を言語化するのに役に立ついくつかの理論があります。

まずはブリッジズ（Bridges,K.M.B）の情動の分化です（図1）。ブリッジズは乳幼児の観察を通じて，図1のように情動が分化していくと発見しました。ポイントは3か月あたりにある「不快」から「怒り」へと分化しているところです。つまり「怒り」というのは「不快」の一形態であるということです。さらに「怒り」からは「嫌悪」と「おそれ」に分化していますね。ここからいえることは，「不快」というのは「怒り」と混同されやすいということ，おそれや嫌悪よりも先に感じてしまいやすいということです。本来は不快感の表出であるのに，まわりはもとより本人も「怒りを表出している」と誤解してしまう。そう考えると「怒りのコントロール（対処）」とはつまり，「不快のコントロール（対処）」であるともいえるわけです。

次にプルチック（Plutchik,R）の感情の輪です（図2）[1]。先ほどよりも豊かな感情表現がみら

れますね。このように，成人になるとさらに広がりのある感情が存在するようになります。プルチックは，成人の基本感情として，「よろこび」「信頼」「おそれ」「驚き」「悲しみ」「嫌悪」「怒り」「期待」の8つがあるのではないかとしています。さらに，これらの基本感情が混ざりあって，たとえば「よろこび」と「信頼」の間には「愛」が，「驚き」と「悲しみ」の間には「拒絶」が，「怒り」と「期待」の間には「攻撃」が生じると提唱して，感情心理学の分野では支持されています。「怒り」と「期待」が混ざると「攻撃」になるというのはなかなかやっかいですね。怒りっぽい人というは，もともとの期待が大きい人なのかもしれない。期待がなかったら，人に積極的にモノを言ったりしないわけですからね。

ブリッジズやプルチックが示したように，人が抱く情動（感情）はたくさんある。しかしそれらに対する名づけができないと，私たちはすべて「不快」や「怒り」としか認識できなくなる。これは「不快」から最初に分岐した感情が「怒り」であるからですね。

ここまで押さえたうえで，「怒り」をどうコントロール（対処）するか。たとえば，自身の「怒り」のコントロール（対処）であれば，怒りの感情と感じたときには，まず広く「不快」な気分ととらえて，そこから「別な感情の存在に気づく」ということが有効になります。対患者における「怒り」のコントロール（対処）ということであれば，怒り以外のネガティブな感情に気づけるようなケアを考えるということです。

私がよく感情のコントロールに関する治療的なセッションを行う際には，「快／不快」の度合いについて扱って，不快な気持ちをもってもいい（仕方ない）ということを表明します。次

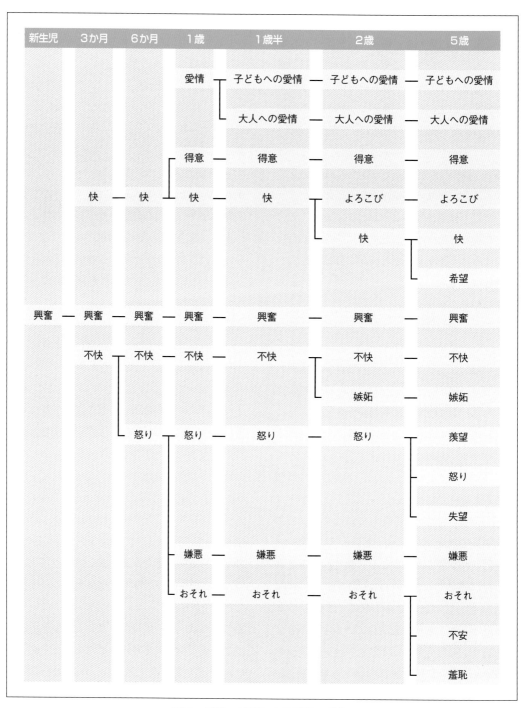

図1　ブリッジズによる情動の分化

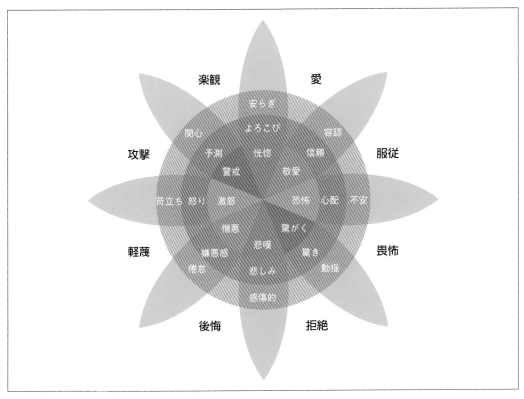

安らぎ
よろこび
関心　　　　　　　容認
予測　　恍惚　　信頼
警戒　　敬愛
苛立ち　怒り　激怒　　恐怖　心配　不安
憎悪　　驚がく
悲嘆
嫌悪感　　　　　驚き
倦怠　　悲しみ　　動揺
感傷的

楽観　　　　　愛
攻撃　　　　　　　　服従
軽蔑　　　　　　　　畏怖
後悔　　　　　拒絶

図2　プルチックの感情の輪

に，すでに述べたとおり，多くの大人が悲しみや不安，困惑を無視して怒りの感情に注目するので，悲しみや不安，困惑などの一次感情に注目してもらいます。ちなみに困惑としたのは，プルチックの感情の輪では「驚き」とされているのはネガティブな意味では情報が多すぎる「困惑」の感情として認識されるためです。さて，「怒り」「不安」「悲しみ」「困惑」をそれぞれ100点満点で評価します。100点は「我を忘れるくらい強い」，0点は「まったくない」といった具合です。怒りでわれを忘れて相手にドロップキックしてしまいそうというのであれば，100点あるいは95点といった具合ですね。このセッションを通じて，たいていの人は，怒りを

感じていたと思っていたけれども，実は悲しみや不安のほうが大きかったなどの発見をします。そういう発見があることで「怒りも感じていると思うんですけど，悲しみや不安感を先に癒したほうがいいかもしれませんね」と，「怒り」をいったん脇において話をしやすくなります。

　悲しみや不安は案外と気づきづらいものなのです。それはなぜか。現代社会では，悲しみと不安は弱さに結びつけられやすいからです。「いつまでも悲しんでいてはいけない」「不安な気持ちでいるのは準備が不足しているから」などの表現ですね。悲しみや不安は行動しにくくさせますので，行動することが重要という現代

社会では，悲しみや不安を抱えている人は行動力がないとみなされやすいのです。そんな世の中で大人になって生きていくと，悲しみや不安の気持ちには蓋をする習慣がつきやすいのです。だからこそ，悲しみや不安に自分で気がついてセルフケアや支え合いのケアをしていくことが大事だと思うわけです。

「恨み」という感情への対応

さて，これまで述べてきた怒りの感情はどちらかといえば急性期的なものでした。しかし私たちがよく知っている怒りとは急性期的なものだけではありません。慢性期な怒り，つまり怒りというよりは「恨み」に近いものも存在します。ふつふつとした怒りのマグマがあって，何かのはずみに噴出するというタイプの感情ですね。急性期的な怒りに対しては，心理的な危機ととらえて，その心理的危機を構成している怒りと別の感情を探っていくかかわりが有効なのですが，慢性的な恨みや怒りに対しては，意思決定支援のプロセスが重要となります。

たとえばいじめを受けた経験がある人がいて，いまになってはいじめをした当事者には何も言い返すチャンスがないという場合。ずっと心には残っていて，やりすごすこともできない。この先の人生，ずっとそのふつふつとした感情を抱えていくことになる。

そんな事例で理解しておくべきポイントは，「ふつふつとした怒り」の言えなさ，意思表明ができない鬱屈です。つまり，自分の意思を言うことに対する諦め，もっといえば，自分が希望をもつことへの諦め（「自分なんて希望をもったらいけない」）です。だからこそその意思決定支援なのです。

では，どのように意思決定支援を進めていくか。従来的な意思決定支援では「意思実現」が重視されてきたと私はみています。たとえば，「働きたい」という希望に対しては「就労移行支援事業所を紹介」といった具合です。しかし今日的な意思決定支援においては希望を叶える支援（「意思の実現」）に先立つ，「意思表明」やその前の段階の「意思形成」が重視されます。よく考えたら，そうですよね。自分が希望をもつことへの諦めを抱いている人にとっては，「意思表明」や「意思形成」の環境も必要となるはずですから。

簡単に解説していきます。まず「意思形成」では，〈話せる相手の確保〉〈希望を見出す機会〉〈劣等感が生じない関係〉など，「意思形成」においては〈意思を話す場〉〈希望と意思の翻訳〉〈意思を共有する場〉などが必要となります。

こんなエピソードがあります。

ある訪問看護の利用者がスーパーのレジで「何をモタモタしているんだ。待たせるんじゃない。俺を不平等に扱うのか」と怒鳴ってしまった。後日，このことを振り返るなかで，この利用者は「俺，誰からも馬鹿にされないで生きていきたいんだ」という言葉が聞かれた。そこで訪問看護師は「どんな経験があったら，自分は人から馬鹿にされていないって思えそうですか？」と尋ねると，しばらく考えて「うーん，『昼間からうろうろして』って言われたり，人と目線が合ったりするときついんだ」と答えた。

訪問看護師の「どんな経験があったら……」という問いに対する「うーん，『昼間からうろうろ……』」という返答は，問いかけに対する応答としては少しずれていますが（こうしたずれ

が生じるのは当然のことです），この利用者にとっての訪問看護という比較的ゆっくり時間のとれる機会が，看護師と意思を共有できる「意思の表明」の場になっています。これは前提として「意思の形成」に関して，すでに利用者にとってこの訪問看護師が「話せる相手」であり，「劣等感が生じない関係」となっているためだと考えられます。こうしたやりとりを経てその人の意志が具体化され，「意思実現」のための支援が進められるというわけです。

共同・ネットワーク・助け合い

これからお話していく内容は，直接「怒り」とは関連が薄い内容かもしれませんが，冒頭で述べた「『共同』はプラスの意味が付与されやすくなる」と関連する話題として，私がかかわっている自殺予防の仕事とネットワークづくりの重要性についてお話しておきたいと思います。

私は，自治体の職員や民生委員などの方々に向けた，孤立化予防に関する研修を担当しています（今年度だけで50回以上担当）。自殺対策でいう「ゲートキーパー養成研修」です。さて，「ゲートキーパー」と聞くと，「門番」という印象をもちませんか？　違うのです。孤独感・閉塞感によって「お先真っ暗」な状態になってしまい，視野がとても狭くなっている人に対して「目の扉を開ける」のがゲートキーパーの役割なのです。

ですから，ゲートキーパーは必ずしも対象者を医療に結びつけることが役割というわけではありません。いうなれば，対象となる人にとって「話してもいい人」「馬鹿にしないで聞いてくれる人」となること，本稿の記述にそってい

えば，対象者と「劣等感を生じさせない関係や人」であることが役割なのです。そういう人を街や地域に増やしていき，相談先を増やしていくというのが，現代の自殺対策のポイントなのです。

さらにいえば，ゲートキーパー養成研修でめざすのは，お互いのネットワークを増やすことで負担感を減らすことにあります。1人の対象者を1人で支えるというのは，負担のかかるものです。たとえば，本人と就労の事業所との関係がなんらかの原因で危うくなったときに「当事者同士でがんばってなんとかしてね」というのでは，責任感が罪悪感や保護的感覚に転嫁して強い働きかけになりやすい（「強い働きかけ」とはつまり，家族と本人との関係だけの場合，その関係が悪化することにより医療保護入院が選択されるといったかつてのメンタルヘルスの姿）です。負担感や罪悪感を基盤にしたかかわりは，結局のところ相手を束縛してしまいます。そこに別の線（たとえば訪問看護や相談支援などのネットワーク）があれば，その負担感を減らすことができます。平易な言葉でいえば，互いに協力しあって，関心をもち合うということが重要なのだと思います。

自殺予防において重要なメンタルヘルスファーストエイドの考え方も同じです。初期支援を行うための5つのステップとしての「りはあさる」。

① 自傷・他害のリスクをチェックしましょう（リスク評価の「り」）
② 判断・批判せずに話を聞きましょう（判断・批判の「は」
③ 安心と情報を与えましょう（あんしんの「あ」）

表1 質疑と応答

Q1. 訪問看護という場における意思決定支援，特に意思表明・意思形成のポイントや工夫について。
A. ピアサポートやメンタルヘルス領域で盛んに言われ出している「共同性のある場」の重要性というのは，意思決定支援という側面が強いのだと感じています。それこそ埼玉県精神科アウトリーチ研究会会長の藤田茂治さん（訪問看護ステーションりすたーと）がいま取り組んでいる「スプラウトニンニクを利用者さんと一緒に栽培して，飲食店に売る」というのも効果的ですよね。いずれにしても「自分も希望をもっていいのだ」「それを伝えていいのだ」と思えるためには，劣等感が生じない関係を経験するということがとても重要です。 ただ，誰が誰にとって「劣等感が生じない関係」となるのかはわかりません。ですから私としては，自分（支援者）が患者・利用者に対して「うまくいかないな」と思ったときには一歩引いて，自分以外の支援者がそういった関係をつくる支援にまわるというのも考えておくべきことだと思います。とはいえ，「ほどほどの専門性をもちながらいわゆる『権威』みたいなものは薄い」ということで考えると，看護師というのは意思表明や意思形成の存在として有力な候補になれる立場だと思います。
Q2. ある利用者さんが家族との関係に悩み，前に進んでいけない。今日の話題でいえば，急性期的な怒りの感情というよりは，慢性的な「恨み」を抱えている。あらためて，「恨み」という感情への対応に関するアドバイスを。
A. 基本的には今回述べた意思決定支援の観点で対応するのがベスト。あと考えられるのは，「希望をもっていい」という点を育むために，障害や人生の困難を経験した人たちによる本（手記）や，映像作品とかビデオを見てもらうという方法。大切なのは，「自分の人生を諦めなくていい」と思えること。おさえておきたいのは，「勝ち負け」「成功失敗」という観点ではない形で，自分が自分に対して「OK」と思えるかどうか。別の言い方をすれば，自分を，まわりを「許す」ことができるということ。恨みには結局，許しが必要ですからね。まだみなさんに説明できる形で述べられないのですが，許すには生きた（活きた）物語が必要なのだと感じてます。

④適切な専門家のもとへ行くよう伝えましょう（サポートを得るように勧めるの「さ」）

⑤自分でできる対処法（セルフヘルプの「る」）

　のなかでも，「助言をする」「カウンセリングを受ける」とは書いてありません。安心を与えて，本人がサポートを得られるように適切な場所に紹介するということを重視しています。つまり，「誰かがピンチのときには，誰かがすべて引き受ける」ということではなく，みんなが一緒になって支え合うことが重視されています。

締めの言葉として

　今回は怒りのコントロール（対処）を考えるのに先立って，幼児期の純粋な快経験として「発見や学習のよろこび」が共同において行われるという点をおさえました。そのうえで怒りを心理的危機ととらえ，怒り以外の感情に目を向けることの重要性，「恨み」といういわば慢性的な怒りの感情への対応の基本となる意思決定支援プロセスに，そして，私がかかわる自殺予防に関連して，複数のネットワークによる「助け合い」の大切さについて述べてきました。

〈引用・参考文献〉

1）R. Plutchik：The Emotions—Facts,Theories,and a New Model. University Press of America, 1962.

みなさんからの研究論文や実践レポートを募集しています

● 精神科看護に関する研究，報告，資料，総説などを募集します！

＊原稿の採否

(1) 投稿原稿の採否および種類は査読を経て査読委員会が決定する。

(2) 投稿原稿は原則として返却しない。

＊原稿執筆の要領

(1) 投稿原稿に表紙をつけ，題名，執筆者の氏名，所属機関，住所，電話番号などを明記すること。

(2) 原稿はA4判の用紙に，横書きで執筆する。字数は図表を含め8,000字以内とする。

(3) 原稿は新かな，算用数字を用いる。

(4) 図，表，および写真は図1，表1などの番号とタイトルをつけ，できる限り簡略化する。

(5) 文献掲載の様式

① 文献のうち引用文献は本文の引用箇所の肩に，1)，2)，3) などと番号で示し，本文原稿の最後に一括して引用番号順に掲載する。

② 記載方法は下記の例示のごとくとする。

 ⅰ) 雑誌の場合　著者名：表題名，雑誌名，巻（号），ページ，発行西暦年次.

 ⅱ) 単行本の場合　編著者名：書名（版），ページ，発行所，発行西暦年次.

 ⅲ) 翻訳本の場合　原著者名（訳者名）：書名，ページ，発行所，発行西暦年次.

(6) 引用転載について

ほかの文献より図表を引用する場合は，あらかじめ著作者の了解を得ること。

またその際，出典を図表に明記する。

● 実践レポートや報告もどんどんお寄せください！

職場での実践報告や看護の工夫などをお寄せください。テーマは問いません。研究目的，方法，結果，考察など研究論文の書式にとらわれなくても結構です。ただし，実践の看護のなかでの報告・工夫に限ります。8,000字以内でまとめてください（図表・写真含む）。原稿の採否については編集委員会で検討します。

● 読者のみなさんとともにつくる雑誌をめざしています！

「クローズアップの取材に来てほしい！」「こんな特集をしてほしい」「この記事は面白かった，役に立った」など，思い立ったことやご意見などもお気軽にお寄せください。お待ちしております。原稿のデータはメールで下記の送付先までお送りください。

送付先・お問い合わせ

(株) 精神看護出版編集部

〒140-0001　東京都品川区北品川1-13-10　ストークビル北品川5F

TEL. 03-5715-3545　FAX. 03-5715-3546　E-MAIL. ed@seishinkango.co.jp

メンタル・ステータス・イグザミネーション

患者の症候をとらえる視点

064 これまでの知識を総動員！

武藤教志 むとう たかし
宝塚市立病院（兵庫県宝塚市）精神看護専門看護師

大人の宿題

前回，みなさんには宿題を出しました。宿題といっても難しいものではなく，「現病歴に記載されている事柄からアセスメントをする」という基本的なものです。

また，みなさんがよく目をとおす現病歴に記載されているデータ（情報）を「精神症状」「心理的反応」「薬物療法」「セルフケア」の4つに分類したものもお見せしていました（表1）。この分類は，実際は頭のなかで行う作業となります。つまり，「精神症状ってどんなだったの？」「心理的反応は起きてない？」「どんな治療（薬物療法）を受けてたの？」「それで暮らしぶり（セルフケア）はどんな状態だったの？」と思いながら現病歴に目をとおし，読むことと思考すること（アセスメントすること）を連動させるのです。

それぞれのアセスメント

それぞれのアセスメントの根拠となりそうなデータから，「精神症状ってどんなだったの？」「心理的反応は起きてない？」「どんな治療（薬物療法）を受けてたの？」「それで暮らしぶり（セルフケア）はどんな状態だったの？」を抜き出して，医学用語や心理学用語，精神薬理学用語，看護理論の用語などを用いて概念化します。この概念化は，"記載されている情報にもとづいて行う"ことが原則で，患者に起きていることを適切な言葉で言い表すということです。

ここで大切なことは，いま手元にある情報のなかで「足りていない部分への着目」をすることと「患者の言葉の意味への着目」をすることの2つです。

「足りていない部分」を「なんとなく想像で補ってしまう」ことで，本当に必要な情報が最後まで手元にないまま，看護師の想像で補ってしまったイメージにもとづいてアセスメントをしてしまいます。また，「患者が使う言葉の意味」を「なんとなく想像で意味づけてしまう」ことで，患者の言葉の本当の意味をはき違えたまま，看護師の想像で意味づけてしまった意味にもとづいてアセスメントをしてしまうということになります。結果的には，誤った・的外れなプランを立ててしまい，ケアの展開はきっと迷走することになるでしょう。

アセスメントをするという行為は，data（データに）based（もとづく）であり，image（看護

表1　情報の整理の仕方

21歳の女性。1年前に同居の祖母が入院し，急変して亡くなった。葬式には参列したが，後ろめたい気持ちを引きずっていたという。それから半年はとくに変わった様子もなかったが，ある日，「部屋が異様な感じ，気味が悪い」と言い始め，「おばあちゃんが私に怒ってる。ずっと後ろについてくる。振り返っても見えないけど，何かが背中にいる。おばあちゃんの祟りに違いない」「男の人の声で『お前がおばあちゃんを殺した』って言ってくる，怖い」といった異常体験へ発展。心配した両親は，はじめ祈祷を受けさせたがいっこうによくならず，本人を無理矢理連れて精神科病院を受診し，そのまま医療保護入院となった。診断名は『幻覚妄想状態／統合失調症の疑い』となった。最初，ジプレキサ®（オランザピン）5mg1錠（分1：眠前）とベルソムラ®（スボレキサント）20mg1錠（分1：眠前）が処方されたが，「病気じゃないし，身体に害があるから飲みたくない」「この薬，太るって聞いたから，絶対に嫌だ」と一切の内服を拒否。入院4日目，レキサルティ®（ブレクスピプラゾール）1mg1錠（分1：朝）に切り替えられた。主治医と担当看護師からの説得で，しぶしぶレキサルティ®だけは内服するようになり，症状が軽快することで内服継続に対する抵抗感も軽減し，退院となった。

精神症状のアセスメントができそうな情報は？	心理的反応のアセスメントができそうな情報は？	薬物療法のアセスメントができそうな情報は？	セルフケアのアセスメントができそうな情報は？
1) ある日，「部屋が異様な感じ，気味が悪い」と言い始め，「おばあちゃんが私に怒ってる。ずっと後ろについてくる。振り返っても見えないけど，何かが背中にいる。おばあちゃんの祟りに違いない」「男の人の声でお前が『おばあちゃんを殺した』って言ってくる，怖い」といった異常体験へ発展。	1) 21歳の女性。 2) 1年前に同居の祖母が入院し，急変して亡くなった。葬式には参列したが，後ろめたい気持ちを引きずっていたという。それから半年はとくに変わった様子もなかった。 3) 診断名は『幻覚妄想状態／統合失調症の疑い』となった。 4) 「病気じゃないし，身体に害があるから飲みたくない」 5) 心配した両親ははじめ祈祷を受けさせたがいっこうによくならず，本人を無理矢理連れて精神科病院を受診し，そのまま医療保護入院となった。	1) 21歳の女性。 2) 最初，ジプレキサ®（オランザピン）5mg1錠（分1：眠前）とベルソムラ®（スボレキサント）20mg1錠（分1：眠前）が処方されたが，「病気じゃないし，身体に害があるから飲みたくない」「この薬，太るって聞いたから，絶対に嫌だ」と一切の内服を拒否。入院4日目，レキサルティ®（ブレクスピプラゾール）1mg1錠（分1：朝）に切り替えられた。主治医と担当看護師からの説得で，しぶしぶレキサルティ®だけは内服するようになり，症状が軽快することで内服継続に対する抵抗感も軽減し，退院となった。	1) 心配した両親ははじめ祈祷を受けさせたがいっこうによくならず，本人を無理矢理連れて精神科病院を受診し，そのまま医療保護入院となった。 2) 「病気じゃないし，身体に害があるから飲みたくない」 3) 「この薬，太るって聞いたから，絶対に嫌だ」 4) 症状が軽快することで内服継続に対する抵抗感も軽減し，退院となった。

師の勝手な想像）based（にもとづく）ではありません。足りていない部分は足りていない部分として，未確認の意味は未確認の意味として，それに気づき，想像ではなくデータで補うために「P）ケアプラン」欄に記録しておくとよいでしょう。

次回の予告

　次回から一歩踏み込んだMSEの活用方法を解説していきます。

表2　精神症状のアセスメント

精神症状のアセスメントができそうな情報は？
1）ある日，「部屋が異様な感じ，気味が悪い」と言い始め，「おばあちゃんが私に怒ってる。ずっと後ろについてくる。振り返っても見えないけど，何かが背中にいる。おばあちゃんの祟りに違いない」「男の人の声で『お前がおばあちゃんを殺した』って言ってくる，怖い」といった異常体験へ発展。

ヒント
1）「ある日」というのは，21歳の女性が1年前，つまり20歳ころに同居の祖母が亡くなって葬儀に参列し，「それから半年はとくに変わった様子もなかった」という記載があるので，「今から半年前ころ，20歳のころに」ということになりますね。この現病歴には，学歴や職歴，生活歴などの記載がなく，過去の精神機能レベル（もともとどうだったのか）を推測することができませんから，ほかの資料にあたる必要があります。現病歴上，この患者の最初の症状は「部屋が異様な感じ」というものです。「感じ」という表現をしていることから9つの精神機能のうち，知覚の症状であると推測できます。数ある知覚症状のうち，"対象がいつもと違って感じられる知覚変容"ではないかと考えるわけです。さらに「感じ」という表現は頭の中で考えた内容，つまり，思考内容でもあるといえますから，9つの精神機能のうち，思考（思考内容）の症状でもあると推測できます。数ある思考内容症状のうち，"不気味感を伴った漠然とした違和感や変容感である妄想気分"ではないかと考えるわけです。知覚変容でも妄想気分でもどちらを選んでもよいのですが，「気味が悪い」の表現があるので，症状の定義的には妄想気分のほうがより近いのではないでしょうか。そのほかにも「おばあちゃんの祟りに違いない」は思いつきなので思考症状のうちの妄想着想（思考形式症状），「男の人の声で（中略）言ってくる」は知覚症状のうちの幻聴（知覚症状），「怖い」は字義通りの恐怖（感情症状），になります。ここまでに「知覚変容」または「妄想気分」「妄想着想」「幻聴」「恐怖」の5つの精神症状の存在があるのではないかとアセスメントできました。すべての患者がそうであるわけではありませんが，統合失調症の発病過程は，最初に妄想的雰囲気を感じとります。それに困惑したり不快な気分になったり，得体の知れなさからくる耐え難い緊張感を抱く妄想気分になり，その耐え難い雰囲気の原因・意味を突きとめようとするなかで，妄想知覚や妄想着想が起き，やがて妄想が形成されるとされています。この患者はその統合失調症の典型的な発症過程といえるでしょう。

A）精神症状ははじめ，「部屋が異様な感じ」というただ漠然とした妄想的雰囲気と「気味が悪い」というおそれの感情，つまり妄想気分を抱くことから始まる。そして，「祟りに違いない」と確信度が高い，妄想めいた思いつきをしており，妄想着想である。また，「男の人の声」はおそらく幻聴。これらの病的体験に対して恐怖を抱いていた。妄想と幻覚を発症しており，当時の状態像は幻覚妄想状態である。
P）発病当時のこれらの精神症状と当時処方された薬剤との適合を評価する。

トピックス

　今回のトピックは精神科領域でも普及の広がるジェネリック医薬品についてです。

〈引用・参考文献〉
1）武藤教志編著：他科に誇れる精神科看護の専門技術　メンタルステータスイグザミネーションVol.1．精神看護出版，2017.
2）武藤教志編著：他科に誇れる精神科看護の専門技術　メンタルステータスイグザミネーションVol.2．精神看護出版，2018.

〈トピックス引用・参考文献〉
1）武藤教志編著：メンタルステータスイグザミネーションvol.1．精神看護出版，2018.
2）武藤教志編著：メンタルステータスイグザミネーションvol.2．精神看護出版，2018.
3）厚生労働省：後発医薬品の使用割合の推移と目標．https://www.mhlw.go.jp/content/000446850.pdf（最終閲覧日：2021年3月3日）.

表3　心理的反応のアセスメント

心理的反応のアセスメントができそうな情報は？
1）21歳の女性。
2）1年前に同居の祖母が入院し，急変して亡くなった。葬式には参列したが，後ろめたい気持ちを引きずっていたという。それから半年はとくに変わった様子もなかった。
3）診断名は『幻覚妄想状態／統合失調症の疑い』となった。
4）「病気じゃないし，身体に害があるから飲みたくない」
5）心配した両親は，はじめ祈祷を受けさせたがいっこうによくならず，本人を無理矢理連れて精神科病院を受診し，そのまま医療保護入院となった。

ヒント
1）年齢がわかっているので，心理社会的発達段階（エリクソン）くらいはアセスメントしておきたいものです。心理社会的発達段階では，21歳という現在の年齢も，精神症状でアセスメントした最初の症状が現れた20歳という年齢も，それだけをみれば，"アイデンティティ対アイデンティティ拡散の段階"です。アイデンティティを確立していく時期というのは，言い換えれば，"アイデンティティ未確立の時期"です。そうした時期に発病したということになるので，今後の経過にこのことはきっと影響を及ぼすでしょう。
2）同居していた祖母の急死は，9つの心理的反応のうち，「悲嘆」または「危機」としてとらえられますが，喪失体験なので「悲嘆」でアセスメントします。祖母の逝去は1年前，半年は「とくに変わった様子もなかった」とあり，悲嘆は"回復の段階（C.M.パークス）"，または"再建の段階（J.ボウルビー）"にいたっているかもしれませんが，そうだと言い切れるデータがありません。また，「後ろめたい気持ち」とはどのような内容で，それをなぜ「ずっと引きずっていた」のか，引きずっていたものは解決されたのかなどのデータが不足しているため，アセスメントできません。ということは，祖母の逝去と患者の心理を結びつけるようなデータを得る（患者に尋ねてみる）というケアプランが立案できます。
3）本人と家族へのICはどのように伝えられているかは記載がありません。ということは，病識や受容過程のアセスメントができないということになりますから，診療録や看護記録などをさかのぼってICに関するデータを確認する必要がありますね。
4）ICに関する記載がないので，病識欠如とするには時期尚早であるし，病識を評価するための情報も少なすぎます。初発事例なので，「病気じゃないし，身体に害があるから飲みたくない」は，『慢性疾患と障害への適応段階』の"ショック"・"不安"・"否認"の各段階のいずれかであるととらえるのが妥当かもしれません。また，「身体に害がある」と言っているのは，どのような「害」を心配しているのか，副作用を心配しているのか，向精神薬にまつわる根拠があいまいなうわさ話なのか，そのデータを得る必要がありますね。
5）両親の対処行動がみてとれます。「祈祷」から「精神科病院を受診」の間に何が起きて対処行動を変更したのか，関心があるところですよね。

A）現在の21歳という年齢は，心理社会的発達段階の"アイデンティティ対アイデンティティ拡散"の段階。1年前の祖母の逝去に関する悲嘆の段階は不明。当時のICに関する記載がなく，病識や受容過程の段階は不明。
P）現在の患者のアイデンティティ，祖母の逝去に関する受けとめ方，当時のICの内容と患者・家族の受け入れ方を診療録・看護記録をさかのぼって確認する。あるいは患者・家族に直接確認する。向精神薬についての「身体に害がある」というその心配している害を具体的に尋ねる。

表4　薬物療法のアセスメント

薬物療法のアセスメントができそうな情報は？
1）21歳の女性。
2）最初，ジプレキサ®（オランザピン）5mg1錠（分1：眠前）とベルソムラ®（スボレキサント）20mg1錠（分1：眠前）が処方されたが，「病気じゃないし，身体に害があるから飲みたくない」「この薬，太るって聞いたから，絶対に嫌だ」と一切の内服を拒否。入院4日目，レキサルティ®（ブレクスピプラゾール）1mg1錠（分1：朝）に切り替えられた。主治医と担当看護師からの説得でしぶしぶレキサルティ®だけは内服するようになり，症状が軽快することで内服継続に対する抵抗も軽減し，退院となった。

ヒント
1）ジプレキサ®内服拒否について，21歳の若い女性では，ジプレキサ®の副作用「体重増加（統合失調症での頻度7.71%）」を懸念するのはよくあることです。
2）「身体に害がある」というのは，具体的には何をさして言っているのでしょうか。また，「身体に害があるし」や「この薬，太るって聞いたから，絶対に嫌だ」という記載から，患者に向精神薬に関する情報を伝えている第三者の存在がうかがえますが，それは，同じ薬を処方されている別の患者なのか，インターネット上での誰かなのか，薬剤師なのか，「害がある」と「太る」という情報の出どころはどこでしょう。処方でジプレキサ®をあえて選んでいるのは，入院時は強力な鎮静催眠作用を必要とするほど精神運動性が高かったのかもしれませんね。処方意図を推測したり，医師に尋ねて確認したりすることも大事な"薬物療法看護"です。
3）ベルソムラ®の処方があるが，病歴中に睡眠障害があったという記載はありません。では，なぜベルソムラ®が処方されたのでしょうか。確認する必要がありそうですね
4）レキサルティ®の開始用量1mg（最大用量2mg）で症状軽快とされています。妄想・幻聴・恐怖のうち，どの症状がどの程度軽快したのでしょう。
5）「内服継続に対する抵抗感も軽減」とありますが，アドヒアランスについてのデータはありません。"抵抗感も軽減"と記載されているからといって退院後の内服継続を期待してはいけません。これらについては，治療に関する心理的反応として，「障害受容」や「行動変容」の観点からアセスメントする必要がありそうです。
A）向精神薬に対する「身体に害がある」，ジプレキサ®に対する「この薬，太るって聞いたから，絶対に嫌だ」，レキサルティ®をしぶしぶ内服し始めたことなどから向精神薬に関する陰性感情あり。
P）コンコーダンス・アセスメントを実施する。

表5　セルフケアのアセスメント

セルフケアのアセスメントができそうな情報は？
1）心配した両親は，はじめ祈祷を受けさせたがいっこうによくならず，本人を無理矢理連れて精神科病院を受診し，そのまま医療保護入院となった。
2）「病気じゃないし，身体に害があるから飲みたくない」
3）「この薬，太るって聞いたから，絶対に嫌だ」
4）症状が軽快することで内服継続に対する抵抗感も軽減し，退院となった。

ヒント
1）家族は，わが子が精神疾患になったと気づかなかったのか，あるいは，気づいていても否認が強かったのか，いずれにせよ薬にもすがる思いで祈祷を受けさせたのではないでしょうか。また，精神科病院への受診を決断させたのはなんでしょうか。これらの対処行動に患者本人が不在です。
2）「身体に害があるから飲みたくない」と言っているのは，"害があるものは回避したい"ということで誰にとってもそうですね。
3）痩身に関心が高いのかもしれません。
4）症状の軽快は，患者のセルフケアレベルの改善にどれくらい寄与したのでしょうか。セルフケアレベルに関する記載もありませんし，病前のセルフケアレベルの記載もありません。
A）病前と発病後のセルフケアレベルは不明。
P）セルフケア6項目について，発病前の最高レベル（もともとどうだったのか）と発病後のレベルに関して，ほかの資料をあたったり，あらためてデータ収集を行う。

MSEを実践するためのトピックス No.16
ジェネリック医薬品

深田徳之 ふかだ のりゆき

医療法人誠心会あさひの丘病院・神奈川病院（神奈川県横浜市）精神科認定看護師

「ジェネリック！」。黒柳徹子さんや南こうせつさんのCMをみなさんも一度は見たことがあると思います。昨年末，そのジェネリック医薬品の製造過程で，抗真菌薬『イトラコナゾール』にベンゾジアゼピン系睡眠薬の『リルマザホン（リスミー®）』が混入するという事件が起こりました。私たちがよく取り扱う薬品であることもあり大きな驚きでした。

そもそもジェネリック医薬品とはなんでしょう？　ジェネリック医薬品は新薬の特許権が切れた後に，他の製薬会社から製造・販売される後発の医薬品のことです。医師や薬剤師，看護師はジェネリック医薬品に付された薬品名に「なんなんだコレは？」というダジャレを込めたネーミングセンスに失笑してしまうのも日常茶飯事でした。いまでは『成分名＋剤形＋含量＋会社名』と一般的名称が用いられるようになって，わかりやすくなりましたね。また先発品との違いは，開発経費が削減できるため安価であることや，飲みやすくするための剤形の違いがあります。継続して服用する患者さんにとって値段や飲みやすさはコンプライアンスを維持するうえでも重要です。

でも安いからといってジェネリック医薬品ばかりを使ってしまったらどうなるでしょう？　新薬開発に要するコストは1製品あたり300億円以上と見積もられていますが，ジェネリック医薬品は1億円程度とされています。300億円のコストをかけて開発される新薬の特許期間は20年。「20年ってけっこう長いなぁ」と思われるかもしれません。でも，医薬品の場合は発売日から20年間保護されるわけではありません。なぜかというと，特許期間は特許出願日から計算されるにもかかわら

ず，製造承認を受けて発売されるまでには通常9〜17年を要するそうです。これほど早いタイミングで特許出願するのは知的財産を保護し，膨大な開発費を無駄にしないためなのです。つまり，新薬として世に出せそうな化合物が見つかったらまず特許出願し，その後に非臨床試験〜臨床試験を積み重ねて承認申請〜発売にこぎつけるという長〜い道のりがあるので，この期間が長ければ長いほど，特許の残余期間が少なくなってしまう，ということになります。特許期間が終わると（特許が切れると）ジェネリック医薬品が発売されますから，残余期間中に開発コストを回収せねばならない製薬会社は必死になるわけなんですね。

ジェネリック医薬品の普及率ですが，アメリカでは90％以上，ヨーロッパ諸国では60〜80％となっていますが，わが国では調剤ベース（2018年データ）ではありますが，74.6％で，都道府県別でみると沖縄県が84.3％と最も高く，逆に最も低いのが徳島県で65.8％となっています。年間約40兆円の医療費のうち，薬剤費は約8兆円を占めています。厚生労働省も後発医薬品の使用割合80％を目標としていて，今後ますます普及していくことが予想されます。

そして今年6月，新たにジェネリック医薬品が追加されます。精神科領域では2剤が承認され，1つはルネスタ®（一般名：エスゾピクロン），もう1つはサインバルタ®（一般名：デュロキセチン）です。ジェネリックが誕生したら適応や剤形など先発品との違いを情報収集してみてくださいね！

（監修：武藤教志）

どん底からのリカバリー ——WRAP®を使って。

第18回 ▶ 2つの「リカバリー」②

アドバンスレベルWRAP®ファシリテーター
増川ねてる ますかわ ねてる

みなさんこんにちは，増川ねてるです。今月，僕はとてもみなさんと対話をしたい気分です。コロナ禍による自粛が続き，気がついたらリアルで人に会わない日が続いています。現在僕は，Zoomでの「WRAPクラス」，Zoomでの「WRAPファシリテーター向けの研修」を行うのが日常になり，人と話していることはいるのですが，気がついたら「リモート」ばかりになっていて，リアルで会話をしていない……。

そして，WRAPや，リカバリーの本を読んだり，考えたり……。そして，「何が，人をリカバリーさせるのだろうか？」「自分は，どこに向かっていきたいのだろうか？」「自分が，誰かに貢献できるとしたら，それはどこで？」などと考えています。あいかわらず神経は過敏で，スマホの電源は入れられず，メールも毎日見れるわけではなく。リカバリーに取り組んでいるのですが，今月は，誰かと……みなさんと対話がしたい。

そんな気分で，パソコンに向かっています。

今回は，前回からの続きです。前回取り上げた質問は，

> **Q15**
> しかし，そもそもリカバリーって，「パーソナル・リカバリー」の意味だったのに，どうしてわざわざ「臨床的リカバリー」をもち出して区別するようになったのでしょうか。

というものでした。

今回は，前回の振り返りをしてから，「リカバリー」概念の用い方と，「当事者」からみた「リカバリー」についてみていこうと思います。

3つのリカバリー

ちょっと面白い概念だと思います。前回の記事を読まれていない方もいらっしゃると思いますので，より多くの方と対話してみたいという気持ちから，あらためて3つのリカバリーを並べてみます。

Recovery is a word with two meanings.

Clinical recovery is an idea that has emerged from the expertise of mental health professionals,and involves getting rid of symptoms,restoring social functioning, and in other ways 'getting back to normal'[1].

（リカバリーは，2つの意味をもつ言葉です。「クリニカル・リカバリー」とは，メンタルヘルスの専門職の人たちから生まれたアイデアです。症状を取り除くこと，社会的機能を回復すること，そのほか正常な状態に戻る方法に関係することを主に扱います／筆者訳）。

Personal recovery is an idea that has emerged from the expertise of people with lived experienced of mental illness,and means something different to clinical recovery[1].

（「パーソナル・リカバリー」は，精神疾患の実際の体験をした人たちの専門知識から生まれたアイデアです。そして，「クリニカル・リカバリー」とは違った感じのものを意味しています／筆者訳）。

It is generally acknowledged that most mental health services are currently organised to meet the goal of clinical recovery.How do we transform services towards a focus on personal recovery？[1]

（現行のメンタルヘルスのサービスは，クリニカル・リカバリーを達成するように設計されているものがほとんどだということは，一般的に認められています。では，どうやったら，私たちのサービスをパーソナル・リカバリーに焦点をあてたものに変容させることができるでしょうか？／筆者訳　＊上記部分の訳が2021年3月号では抜けていました。申し訳ありません）。

この文献[1]のタイトルはpractical guide for mental health professionals to work in a recovery-oriented way.（メンタルヘルスの専門職が，リカバリー志向で仕事をするための実践的なガイド）であることから考えると，クリニカル・リカバリー，パーソナル・リカバリーという分類は，「専門職」がリカバリーをとらえるときの見方であると思います。図にしてみると図1にようになるのではないでしょうか。

次に「Making Recovery a Reality」[2]では「ソーシャル・リカバリー」という記述が出てきます。この文献にて，cure（'clinical recovery'）と表現されているクリニカル・リカバリーを理解するうえでヒントになるものだと思いますので，あらためてみていきます。

A central tenet of recovery is that it does not necessarily mean cure（'clinical recovery'）. Instead,it emphasises the unique journey of an individual living with mental health problems to build a life for themselves beyond illness（'social recovery'）.Thus, a person can recover their life, without necessarily 'recovering from'their illness.[2]

（「リカバリー」の中心にある考えは，「リカバリー」は必ずしも治癒〈"クリニカル・リカバリー"〉を必要としていないということです。むしろ，メンタルヘルスの困難さとともにある個人の生活において，病を越えて自分自身の人生を構築する〈"ソーシャル・リカバリー"〉ための，ほかのものとの代えの利かない（かけがえのない）旅路を強調しています。このように，人は自分の人生をリカバリーすることができます。そこには，自分の病からリカバリーをするということは必須ではありません／筆者訳）。

「クリニカル・リカバリー」
・専門職の専門知識から生まれたアイデア
→症状を取り除くこと，社会的機能を回復すること，そのほか，正常な状態に戻る方法に関係することを主に扱う。

専門職からみると

メンタルヘルスの専門職は2つの意味で「リカバリー」を使うことが多い

「それで，いいのか？」と考え直そう（rethink）。

サービスを「パーソナル・リカバリー」に焦点をあてたものに変容（transform）させよう

「パーソナル・リカバリー」
・当事者たちの専門知識から生まれたアイデア
→深く，個人的で，かけがえのないプロセス。個人の態度，価値観，感情，目標，技術（および／または）役割を変えるもの。生活の様式であり，疾患からくる制限があっても，満ち足りていて，希望のある，貢献できる人生。「リカバリー」は，精神疾患からの壊滅的な影響を乗り越えて成長するのに伴って，人生における意味と目的を新しく発達させることに関連したことを主に扱う。

図1　現行のメンタルヘルスのサービスは，「クリニカル・リカバリー」を達成するように設計されたものがほとんど。どうやったら，私たちのサービスを「パーソナル・リカバリー」に焦点をあてたものに変容させることができるでしょうか？

Most people with severe and long-term disorders can therefore realistically look forward to 'clinical recovery' and less than a quarter are likely to remain permanently disabled. Even then, 'social recovery' is not impossible as they may still achieve a better understanding of how to manage their symptoms and to build a meaningful life, despite greater limitations.

（重度かつ，長期の障害をもっているほとんどの人は，結果的には現実的に「クリニカル・リカバリー」をすることができます。そして，4分の1以下の人たちが，永続的に障害を残す可能性があるようです。それであっても，より大きな制約にもかかわらず，その人たちは，自分の症状をどう制御したらいいのか，意味のある人生をどう構築したらいいかに関してもより深い理解に到達できるので，「ソーシャル・リカバリー」は不可能ではありません／筆者訳）。

これも図にしてみてみましょう（図2）。

「当事者」にとって「リカバリー」は「リカバリー」ですから，これらは，専門職が概念を整理する際の用語の整理になるだろうと思います。いずれにしても，
・「クリニカル・リカバリー」―「パーソナル・リカバリー」
・「クリニカル・リカバリー」―「ソーシャル・

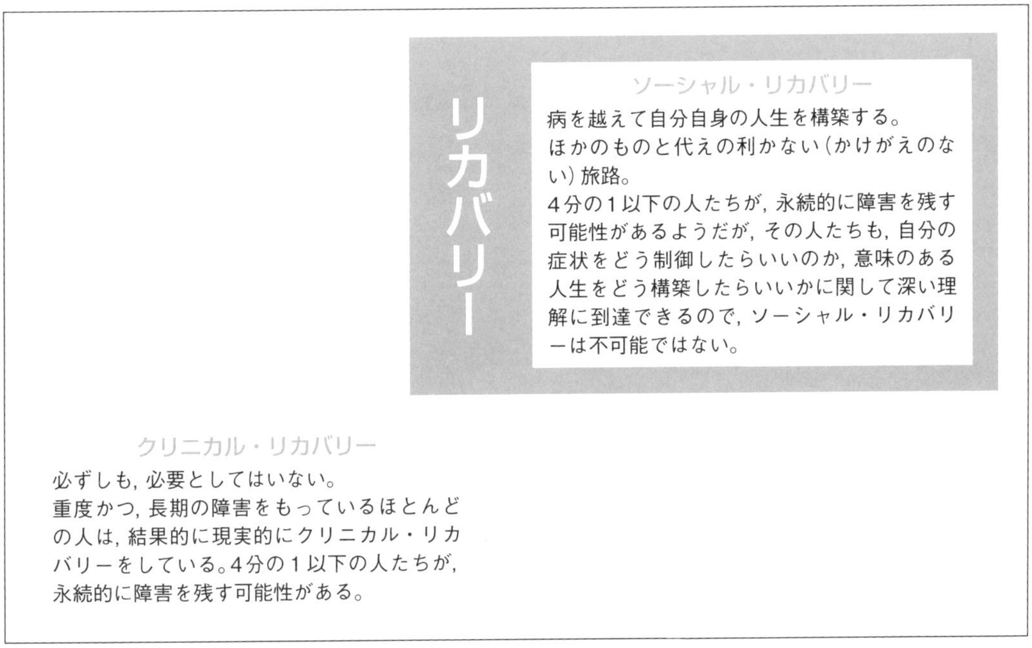

リカバリー

ソーシャル・リカバリー
病を越えて自分自身の人生を構築する。
ほかのものと代えの利かない（かけがえのない）旅路。
4分の1以下の人たちが，永続的に障害を残す可能性があるようだが，その人たちも，自分の症状をどう制御したらいいのか，意味のある人生をどう構築したらいいかに関して深い理解に到達できるので，ソーシャル・リカバリーは不可能ではない。

クリニカル・リカバリー
必ずしも，必要としてはいない。
重度かつ，長期の障害をもっているほとんどの人は，結果的に現実的にクリニカル・リカバリーをしている。4分の1以下の人たちが，永続的に障害を残す可能性がある。

図2　「リカバリー」の中心にある考えは，「リカバリー」は必ずしも治癒（クリニカル・リカバリー）を必要としていない。障害が残ったとしても，自分の症状をどう制御したらいいか，意味のある人生をどう構築したらいいかに関しても，より深い理解に到達できるので，（誰しもが）自分自身の人生を構築すること（ソーシャル・リカバリー）ができる。

リカバリー」

　という2つのラインを用意して，思考するとわかりやすいように思います。

　前者は，専門職が「リカバリー」を支えるサービスを行う際に，本来の「リカバリー」に意識が向かうように役立つと思います。後者は，リカバリーには2つの領域がある「医療の現場」と「社会生活の現場」ということを意識するときに役立つと思います。

　僕は，こんなふうにこの「3つのリカバリー概念」を使っています。

　この記事の読者の多くは看護師さんだと思うので，みなさんがどうこの「リカバリー概念」を活用されるかなと考えています。読者のみな

さんは，どのように使いますか？　きっと，役に立つ「用い方」があると思います。

　……と，ここまで書いていたら……。前回，言及した本誌でも長く連載をされている武藤教志さんからメールが。武藤さん本人の許可を得て，以下に掲載します。

　おはようございます。
　記事，拝見しましたよー。
　「クリニカル・リカバリー」はやはり，どうもなじみにくい。
　どこか医療者が医療の限界を感じたときの逃避的な「いやぁ，私たちの役割はここまでなんで」というニュアンスを感じとってしまいま

す。

　私たちがこの言葉を使うとき，「今回はクリニカル・リカバリーどまりのかかわりだったなぁ……」という反省的なニュアンスを含むのならいいのですけど。

　そもそもは，「リカバリー」という言葉を使って，当事者以外の視点が出てくること自体が解せない，という感じなので，ねてるさんとのやりとりを通じて，「逃避的なニュアンス」を感じとれていること，そして，「当事者以外の視点が解せない」と思えていること，そういう自分であったことが「(医療者としての) 幸せ」だと気づきました。

　と，書きながら，こうした思考・懐疑を思い巡らせられるのはこの「クリニカル・リカバリー」という概念が登場したから，という価値はありますね。

　本当に，そうなんだと思います。
　「クリニカル・リカバリー」「パーソナル・リカバリー」と並べることで，専門職が「リカバリー」を支えるサービスを行う際に，本来の「リカバリー」に意識が向かうように役立つと思うのです。

　武藤さんのメールは，続きます！

　以前，入院中に深くかかわり，退院日の外来で，僕のことを「保護室にいたとき，地獄に仏ってこの人のことだって思いました」と超絶な感謝の言葉をいただいた患者さんに，街角で偶然すれ違い，まるで旧友に出会ったような懐かしい心もちで声をかけたら，「んー，どなたでしたっけ？」と。相手も立ちどまって思い出

そうとしてくださいましたが，ほんまに思い出してもらえず，逆にそれが“さびしいけれど，まんざらでもないな，どこかうれしい……”と感じたことを思い出しました。

　後日知ったのは，その患者さん，それ以降入院せず，仕事もしていて，恋愛もしていて，クリニックには通ってるみたい，ということでした。そう，うれしくなったのは，「その人の暮らしや人生で，医療の影や医療者との思い出の影がほんま薄れてるなぁ，それってつまり，病気以外のことで充ち満たされているからやんなぁ」と実感できたから，でした。

　そう，「クリニカル・リカバリー」「ソーシャル・リカバリー」と並べると，リカバリーには2つの領域がある（「医療の現場」と「社会生活の現場」）ということを意識するときに役立つと思うのです。

　みなさんは，どうでしょう？

　でも，こうやって，「分析」しちゃうと，個人のかけがえのない人生が，生活が，細切れにされちゃう感じがしますね。武藤さんが教えてくれたすてきなエピソードが，なんだか色を失う感じがして……ちょっと申し訳ない気持ちになりました。

　つくづく，「リカバリー」は本人のものなんだなって思います。

「当事者」としては，どうだろう？

　リカバリーは，いわゆる「当事者の生活」から生まれた概念だと思います。場所はアメリカ。1930年代から始まるAA（Alcoholics Anonymous）の活動，1940年代から始まる

WANA（We Are Not Alone）の活動（どちらもセルフヘルプの活動），1950年代からの脱施設化を経て，いわゆる精神疾患をもった人たちの（全部ではないと思いますが）「ホームレス化」。時代は1960年代の公民権運動の時代，そんな時代背景のもとで，「では，自分たちはこの町でどう生きていこうか？」という思考錯誤が，「リカバリー運動」を生んでいったと思います。

僕の個人的な体験としては，薬物療法が「うまくいって（それを乱用するようになって）」いたとき，いわゆる薬物依存（中毒）になった僕に当時の主治医が言った次の言葉を思い出します。

「医療では，……ここまでが限界となります」

「薬さえあればなんとでもできる」と思っていた僕に言ってくれた言葉でした。思い返せば，あの時点から，僕の「リカバリー」への道は始まりました。29歳くらいのころでした。

とはいえ，それまで薬しか頼るものがなくなっていたので，この言葉はとてもショックでした。でも，引き受けるしかない。

やがて，31歳で「当事者活動」に出会い，「ピアサポート」に出会い，「リカバリー」に出会い，「WRAP」に出会う……。いま（47歳）現在は，精神科医療や，福祉サービスを使うことなく生活しています。

そんな「当事者」として，この「リカバリー概念」をどう使っているか。

まず，僕は自分のリカバリーに取り組む本人なので（わざわざ）「パーソナル・リカバリー」ということはありません。ただ「リカバリー」

と言っています（これで，「クリニカル・リカバリー」―「パーソナル・リカバリー」の話は終わりです）。

では，次に「クリニカル・リカバリー」と，「ソーシャル・リカバリー」をどう使い分けているかというと……。

医療的に困ったときには「クリニカル・リカバリー」を求めて医療の専門職に相談します（病院には通っていませんが，まわりに医療者の友人はたくさんいます）。また，社会的なことで困ったときには「ソーシャル・リカバリー」を求めてリハビリや，福祉の専門職にサポートを求めます（これも，福祉サービスを利用はしていないのですが，まわりに友人・仲間たちはたくさんいます）。

このように，困り事を「医療が扱うものか」「リハビリや福祉が扱うものなのか」に分けて思考することで，相談先が明確になるというのが効用です。しかし，それらが扱っていない領域の困り事も現実にはたくさんあって，「クリニカル・リカバリー」「ソーシャル・リカバリー」も考えないことのほうが，実際の生活では多いです。でも，やっぱり概念があると整理がつくので，「サービスの選択」を考えるときには助かってはいます。

WRAPにおける，「リカバリー」

では，（リカバリーに取り組む「当事者」の間で開発され発展してきた）WRAPにおいてリカバリーはどのように語られているのでしょうか？

"Recovery" is a process of change that helps us improve our health and wellness, live a selfdirected life, and work to meet our full potential in all areas of our lives.[3]

（リカバリーとは「変革の一連の工程」のことである。それは，それは私たちの健康といきいきさ〈自分らしさ〉を高めていくのを手助けし，自律的な生活を送ることの助けにもなるし，人生のすべての領域において自分の潜在能力のすべてに出会えるようにも働くものである／筆者訳）。

そして，『SAMHSA's Working Definition of Recovery』[4]（メンタルヘルスや，物質依存からのリカバリーに取り組む人のリーダーたちが作成に関与したもの）では，

A process of change through which individuals improve their health and wellness, live a self directed life, and strive to reach their full potential.[4]

（〈リカバリーとは〉「変革の一連の工程」のことである。個々人がそれを通して，健康といきいきさ〈自分らしさ〉を高めていき，自律生活を送ること，潜在能力の全てに到達できるように励んでいくものである／筆者訳）

とされています。

どちらも，「パーソナル」は特につけずに使われています。

「当事者参画」の理念のもとで開発された「リカバリー」の定義なので，「パーソナル」は自明のことなのでつけてないのだと思います。そして，僕にはこのリカバリーがいちばん「使いや

すい」です（このことについては，2020年8月号掲載の本連載を参照いただければ幸いです）。

ともに進んでいくために

本誌で連載をもたれている武藤さんの問いをきっかけに，前回，今回と2回にわたって，僕の世界で響いている「リカバリー」を書かせていただきました。

「ねてるさんは，そう言っていたけれども本当はこうじゃね？」という意見も，おそらくあると思います。遠慮なく伝えていただけると幸いです。もともとが海外で生まれ，日本へ輸入されてきた言葉です。知らないこと，勘違いしていることもたくさんあるのではと思っています。なので，お互いに知っていることを持ち寄って，「事実」がみれたらいいなと思っています。

そしてこの「リカバリー」。どこまで行っても，人の世のこと。誰かが，誰かを，元気にしたいって願っています。

WRAPでは「進歩は，ポジティブなコミュニケーションとコラボレーション（協働）を通して，はじめて達成できるもの」だとしています[5]。

みなさんとともに「見えているもの」を持ち寄って，よりよい「精神医療，保健・福祉」を築けたらって思います。

みなさんのご意見を待ちながら，次回のことを展望します！ 「『リカバリー』ってなんだろう？」について会話がしたい。

増川ねてる

〈引用・参考文献〉

1 ）Mike Slade：100 ways to support recovery—A guide for mental health professionals　Rethink recovery series: volume 1. https://toronto.cmha.ca/wpcontent/uploads/2016/07/100-ways-tosupport-recovery-Rethink.pdf（2021年2月2日最終閲覧）
2 ）Geoff Shepherd, Jed Boardman, Mike Slade：Making Recovery a Reality. https://www.meridenfamilyprogramme.com/download/recovery/tools-for-recovery/Making_recovery_a_reality_policy_paper.pdf（2021年2月2日最終閲覧）
3 ）WRAP®：Wellness Recovery Action Plan®（WRAP®）Updated Edition. Human Potential Press, 2018.
4 ）SAMHSA：SAMHSA's Working Definition of Recovery. Substance Abuse and Mental Health Services Administration, 2012.
5 ）Copeland Center For Wellness And Recovery：The Way WRAP Works. https://copelandcenter.com/resources/way-wrap-works（2021年3月2日最終閲覧）

CVPPP
（包括的暴力防止プログラム）
〜ダイジェストマニュアル〜

第12回

CVPPPのもたらす未来　3
古くて新しいケアの形

下里誠二　しもさと せいじ
信州大学医学部（長野県松本市）教授

さて第12回終章ではありますが，未来と言いながらも逆説的に回顧しようと思います。

忘れられない先輩たち

CVPPPを始めることになって一緒に仕事をさせていただいた方々で忘れられない人たちがいます。肥前精神医療センターの看護師さんたちで当時看護師長だった西谷博則さん，山崎京子さん（お2人は現在でも日本こころの安全とケア学会でご一緒させていただいています），そして副師長だった平石孝美さん……。

当時，私は理論担当で，実践の内容を伝えてくださるのが前述の3人でした。この方々が行うケアの姿勢がこれまでの連載をとおして書いていたような，人格を尊重したケアを自然に実践するものだったのです。新しい知識を学ぶ姿勢を常にもち，多くの知識はあるのに，ケアのなかでことさらに専門的な話をするわけでもない。ただ当事者をいたわり，声をかける。スタッフに業務性に固着した姿勢が見えれば，「それは看護の姿ではない」と伝える。何をすべきかは当事者にかかわればわかる。そして当事者と同じ人でいる。そんな方々でした。

CVPPPの根本原理はここにあることは明白でしたが，すでにそこに原理が存在しているので言語化する必要はなく，私はもっぱらCVPPPに科学性を求める役割をしていればよかったのです。私にとっては本当に安心を感じながらの研修でした。

ところがこの方々がCVPPPのトレーニングの現場から遠のいたとき，実は言語化すべきはあの人たちの姿のほうだと気がつきました（ほぼ私には欠落しているものです）。

いくつかの例をあげると

①知識は豊富だが理論に頼るのではなく「お互いに普通の人間」であり，人を尊敬していたわるという基本的な姿勢が一貫している。

②言葉は本当の想いを反映していて，時として過激とも思える言い回しをするが，決してそれは不快なものではなく親和的に響く。

③非言語的なメッセージは常に人に安心を与える。

ということでしょうか。まだまだ正鵠を射ているわけではないので，整理されていないことはご容赦ください。

①はCVPPPの理念そのものですが，表現することは難しいと感じます。以前ディエスカレ

ーションは「片膝をついて，『申し訳ございませんでした。大丈夫ですか？』と聞くこと」だと誤解されたことがあります。方法論を伝えるだけではまるで伝わり方が異なるようです。

②は宮本眞巳先生のいう「自己一致」[1]ということになるのでしょうか。感じたことを素直に伝えるほうがうまくいくのですが，そこはやはり，①がしっかりしていないとネガティブな感情ばかりが先行するかもしれません。ここが「アサーティブネスだけの問題だけではない」ということかと思います。

③はCVPPPがなぜ非言語的なメッセージを大事にするかということになるのですが，患者さんに落ちついてもらおうとするあまり言葉では「ゆっくり話をうかがいます」と言いながら，「落ちつかせたいなあ」という気持ちが態度に表れることがあります。言葉で「大丈夫ですか？」と聞いているのに強い力を加えていたりすることもあります。ダブルバインド[2]では傷ついた体験を重ねた患者さんは「自分から離れようとしている」ということをすぐに見抜いてしまうと思います。そういったときだからこそ，ディエスカレーションの基盤である①がなければならないのだと感じます。

落としどころを探さない

ダブルバインドはディエスカレーションではもっとも逆効果なものになることがあります。交渉して落としどころを探っていると，「何か探っているな」と患者さんに感じられているでしょう。にもかかわらず，言語的には「患者さんにとって，もっともよい方法を考えましょう」と言う。私は緊張や不安からダブルバインドのメッセージを送ってしまうことがよくあります。話したいと思いつつも「嫌われたくない」という不安が強くなり，つい言葉とは逆に心理的に離れようとする態度になってしまいます。

「わかってくれた」を求めない

CVPPPに関してはよく「実践していて，一生懸命声をかけるけれど，どうもすっきり落ちついてはくれない。何か腑に落ちる言葉はないですか？」と聞かれます。むしろそれを探してしまうことが逆効果で，そのときはわかってくれなかったとしても，そのかかわりが，必ずその後の当事者との交流につながるはずです。

CVPPPの未来とは

CVPPPの演習中には「うーん，いいような気もするのだけれど，でもまだなんかちょっと違う」ということがよくあります。これを探すことが大事なのだと思います。CVPPPとは「本当はずっと精神科看護のなかにずっとあったもの，ケアリング」からつくりあげられていくものだと思います。だからこそ，日々葛藤のなかにいる臨床家のみなさんとの対話の1つ1つと，そして当事者の声なき声が混成されていくことを通じてCVPPPは，よりいきいきとしてくるのではないかと考えています。

〈引用・参考文献〉
1）宮本眞巳：看護場面の再構成による臨床指導4　自己一致は患者の心にどう響くのか．精神科看護，36（4），p.64-71，2009.
2）作田啓一，井上俊編：命題コレクション　社会学．筑摩書房，2011.

学の視点から精神保健(メンタルヘルス)で地域をひらく

安保寛明 あんぼ ひろあき
山形県立保健医療大学看護学科(山形県山形市) 教授

⑬ ▼Thirteenth Step　立場性の自由さと協働

　私は，この連載の機会をいただいていて本当にありがたいなあと感じています。ちょうどこの4月号には，別ページでも講演録が掲載されていまして (p.041-048)，今回はそのページと連動しています。まずは，よろこびに関する話から。

リカバリーと「発見の喜び」

　ちょうど1年前，本誌2020年4月号に掲載されている連載の初回で，こんなことを予告していました。

　「私は，『人はなぜ幸福や充実を感じるのか』『人が自分や誰かに人間性を感じるのはどんな側面に対してなのか』といった，人が人として尊重される，いわゆる『精神性』を尊重することができる時代になったと感じています。精神性の尊重という心の健康の核にあることを先に考えたうえで，なぜ人はそのような幸福や充実を感じられないような事態に陥ることがあるのか，そういう順序で考えても空論にならない時代になった，ともいえそうです」。

　別ページに特別記事として掲載してもらった，人間の知性の獲得には共同注視 (共同注意) といわれている関心の共有にもとづく発見の機能が存在します。

　この共同注視が人間に与えた影響はとても大きく，自分と相手以外の第三者の存在を明確にするという意味で言語や概念の獲得に有効に機能しますし，同時に注目することと「発見のよろこび」が加わることで，情緒や社会性の発展に大きな貢献をします。

　本誌で連載を続けている増川ねてるさんと私は，メンタルヘルスのリカバリーに関する探索的な対話を数年間続けています。リカバリー概念発祥の地である米国では，リカバリー概念の核の1つに「学ぶこと」が入っていることについても対話をしてきました。この「メンタルヘルスのリカバリー」を「精神障害からの回復」というより「人間らしいよろこびや幸福感の回復」ととらえることからぶれなければ，人間の原初のよろこびである「発見のよろこび」はまさしくメンタルヘルスのリカバリーの核の1つだと実感できます。

弱さを補い合う原初の体験

　この共同注視をもたらす白目の存在は，野生動物にとって弱点となります。なぜって，視線がばれてしまうと，戦ったり逃げたりするとき

に不利になりますよね。いくつかの哺乳類では白目のある動物は突然変異のように誕生するようなのですが，その生き物は生き残れていないそうなんです（なので，ペット化した一部の犬は白目をむくことがあります）。

先ほども紹介したこの連載の初回で，「人が知性をもった最大の理由は『弱点を工夫と協力で補い合う』ことにある」と書いたのが，その点なのです。白目の存在という弱点があっても，共同注意による知性の獲得に置き換えたところに人間のよろこびがあり，助け合うことへのよろこび（社会性の獲得）につながるのです。

コンコーダンス概念と社会的知性

長く私を知っている読者の方は，コンコーダンス[1]の著者としての私をご存知ですね。本誌ではちょうど10年前に特集記事を通じてコンコーダンス概念を紹介してくださいましたが[2]，コンコーダンス概念の中核には，ここまで述べてきたような社会的知性と共同関係による，よろこびの動機づけ効果の活用があります。

コンコーダンス概念にもとづいた意思決定モデル[3]は，共同注視と似ています。それは，患者（当事者）と医療者（支援者）が情報の交換と共有を行い，共同で意思決定をしていくという点です。人の意思決定の過程においては，他者との調和関係（価値観の尊重関係）によって意思決定がしやすくなります。前回の3月号で述べたような精神的成熟における「相互発達・自己変容段階」での意思決定をもたらすことで，快適に（快の感情をもちながら）行動することがしやすくなるのです。

立場性の自由さと協働

現代において，人は誰かの指示によって行動する必要のある場面はとても少なくなり，意思決定は自由という感覚をもっています。また，人との共同経験を多く有します。だから，喪失による悲嘆や人への恐怖が生まれると，精神的に苦悩したり「ひきこもり」の状態になったりして，その人や家族がつらいのです。この段階で立場性にもとづいた指示や助言（「患者は医療者の指示を聞きなさい」「ひきこもっていないで成人らしく働きなさい」）がやってくると，ますます行動できなくなりますね。立場性を強調することは自由な意思決定や行動を妨げるわけです。

精神保健の時代には，人のよろこびの源泉の1つである共同注視のような「誰かと何かを同時に見て発見する」行為が人の行動を変えていきます。コンコーダンス概念は，人の原初の快感覚の発生にまつわる共同注視にもとづく発見のよろこびを，援助関係に応用した概念であるともいえるのです。

〈引用・参考文献〉
1）安保寛明，武藤教志：コンコーダンス—患者の気持ちに寄り添うスキル21．医学書院，2010.
2）安保寛明：詳説 コンコーダンス 患者と医療者の心がともにあることの意味．精神科看護，38（11），p.5-12, 2011.
3）A.Snowden, et al.：Concordance—a concept analysis. Journal of Advanced Nursing, 70（1），p.46-59, 2014.

14 Next Step
共同発見のよろこび

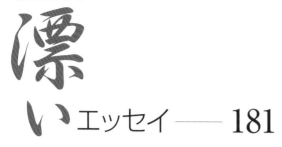

漂い エッセイ── 181

内職のお値段

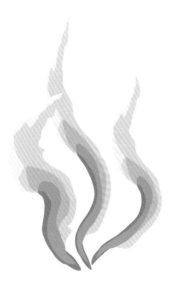

コロナのおかげ（？）で，孫の夫の仕事がまったくなくなってしまった。彼は台所やトイレなどの水回りの仕事が専門なのだが，昨年は中国で生産されている便器がまったく入ってこなくて，工事の注文があっても受けられない状況が続いた。いくつかの建設業や内装工事を請け負う会社と契約していて，お声がかかれば出かけていくのだが，昨年以来ほとんどお声がかからず，連絡があってもとても遠方でガソリン代を差し引くと手元に残るのはわずかというような状況が続いている。彼は手先も器用で，大工仕事もそれなりにできるし，棚などをつくってメルカリで販売したりもしている。それでも一家の生活を維持するには十分とは言えない。なので，孫も働きたいのだが，なにしろまだまだ手のかかる子どもが4人もいるので，出かけなければならない仕事は難しいということで内職をしてみようかということになった。

　最初にもらってきた仕事は，お弁当のおかずカップ（フードケースというのだそうだ）をケースにつめるというもの。100枚ほど（30枚程度から500枚も入る場合もあ

るようだけれど）の販売用のポリエチレン（プラスチック？　ポリエステル？　理科系が苦手な私にはよくわからない）のカップに詰める作業だった。「一体いくらもらえるの？」と聞いたら，「はじめて請け負った仕事だから会社でも見当がつかないんだって」という話。1週間根を詰めてがんばって持っていったら，「がんばったね。ボーナスだよ」と900円渡された。でも，「まだ値段が決まらなくてね」ということで，2回目の材料が渡された。「ボーナスが900円だったんだから，実際の手間賃はけっこういけるんじゃない？」と孫は夢を膨らませていたのだったが……，なんと1,400円だったのである。1週間がんばって1,400円！！　一気に気分は落ち込み，やる気が失せてしまったらしい。

　もうやりたくないとしばらく何もしないでいたのだが，2週間ほど経過して気をとり直し，別の作業を引き受けることになった。次の仕事はボールペンやシャープペンシルの部品の組み立てである。この作業は簡単ではあったが細かい作業で，「私もやろうかな」と言ったら，「目の悪いババには無理」と

坂田三允
さかた みよし
多摩あおば病院看護部顧問（東京都東村山市）

言われてしまった。それでも，フードケースのカップ詰めよりは面白いそうで，手間賃も，1週間で14,000円程度にはなるらしい。何しろフードケースの10倍なのだ。内職としてはまあよいほうなのかもしれない。

1976（昭和51）年，私は勤務先の病院で作業療法という名の内職に励んでいた。朝食，ラジオ体操が済むと患者さんたちと一緒に作業棟に移動して内職をする。そのときは富山県の実家に住んでいて，当時工場のある代表的な企業であったYKKからの孫請けの孫請けのような，末端の作業をしていた。ファスナーの引き手に彩色するために引き手を100個ほど引っかけられるようになった網のようなもの（網ではないが，なんと呼ぶのか正確には知らない）に引っかけていくという作業である。患者さんたちと一緒に並んでおしゃべりをしながら引っかけていく。網が10枚たまるとひもで縛って束にする。2束で1箱。決して難しい作業ではないのだが，引っかけ方が甘いと，束にするときに引き手がぽろぽろこぼれるので，一応注意してきっちり引っかける。

記憶があいまいでたしかなものではないのだが，たしか1枚が1円だったような気がする。1箱完成させて20円。69床の病院で，参加していた患者さんはその半分くらいだっただろうか。1日の作業時間は1時間だったか2時間だったかまったく記憶にないが，1日に完成させた箱は20箱か30箱くらいだったような気がする。1週間で100箱か，せいぜい150箱。それでも大勢で内職に励み（？），1年間で完成したのは7,800箱ほどになった。内職のお値段は……そんなものなのだ。覚えているのはノルマがあったことだ。2日か3日単位で網の入った箱と引き手の入った箱が配られる。箱を配るのは，やっぱり患者さんでアルコール依存症のご夫婦なのだが，時々来なくなる。彼らはお金が入るとお酒を飲むので，別の人が持ってくる。納期に間に合わないと，仕事を回してもらえなくなる。患者さんの作業スピードはそれほど早くなく，納期に合わせて配られたものを仕上げなければならない。納期が迫ってくると，患者さんとゆっくり話すというよりも，必死で作業を続けることになるのは，私たち看護師。作業で手に入れたお金はレクリエーションの費用となった。

勤め始めて2年目の夏，近く（といっても田舎のこと，車で30分くらいはかかるところ）のキャンプ場に1泊のキャンプに出かけた。ただ，泊まるのはテントなどではなく，宿泊施設である。夕食のカレーをみなでつくって食べた。もちろん職員は交代で寝ずの番。出入口でがんばっていたのに，窓から屋根伝いに自動販売機に行ってビールを買ってきた患者さんがいたことが朝になって発覚した。大きな問題にはならなかったけれど，「なんのための寝ずの番よ」とちょっと悔しかったかな。

なんとも牧歌的な日々だったのだけれど，その後，精神科ではさまざまな事件が発生して，長期にわたる入院患者さんはいなくなり，病院は生活の場から治療の場（？）に変わった。昔のことがちょっと懐かしくなるのは，歳をとったせいだよね。きっと。

喪失と再生に関する私的ノート

[NO.88（最終回）本当に伝えたいこと]

NPO法人相双に新しい精神科医療保健福祉システムをつくる会
相馬広域こころのケアセンターなごみセンター長／精神科認定看護師
米倉 一磨 よねくら かずま

いよいよこの連載も最終回となりました。私は，福島第一原子力発電所事故後，勤めていた精神科病院が休止となり，福島県立医科大学心のケアチームの一員となりました。また，保健所の臨時職員，そして急ピッチで設立されたNPO法人の相馬広域こころのケアセンターの職員など，立場を変えながら9年間，地域の心のケアをしています。原発災害の中長期のメンタルヘルス問題と多職種チームづくりに追われ，自分を見失いそうになりながらも，必死に，この連載に書きとめていると，いつしか，「自分の経験が，読者のみなさんがこれから遭遇するかもしれない大災害，そして精神科病院が最小規模となってしまったときに看護師は何をすべきだったのかのモデルを残したい」と考えるようになりました。

自分が実験台であったこの9年

たいへんな状況でも精神科看護を続けていこうと思うきっかけとなったのは，福島第一原子力発電所事故によって精神科病院や診療所が休止となった際に，地元の有志を中心としてなんとかしようという動きがあったからでした。そこで，30km離れた相馬市にあるアジト（2014

年1月号）に集まりました。この動きが契機となり，全国の支援者の力を借りてこころのケアセンターができました。よろこびは束の間，その後，私は多職種チームづくりや心の問題を苦手とする地域の支援者との共同した活動を通じて，地域に合わせたチームをつくり，マネジメントすることを求められ，相応の自己改革を求められました。逃げ出したくなるときが何度もあったのですが，腹をすえてスタッフへのかかわり方から改革を始めました。

精神科病院のいま

福島県相双地区で震災前に5病院約900床あった精神科病院は2病院となり，精神病床は現在，北部の1病院60床しか再開できていません。その大きな理由は，職員が確保できないことです。これは精神科に限らず他施設にも言えることですが，避難先から帰還したとしても，さまざまな事情から病院へ就労する意欲や働く自信をなくしてしまっているのかもしれません。

地域内に看護学校もありますが，卒後の多くは給与や教育が充実している県外の病院や公立の病院に就職し，精神科病院や総合病院，高

齢者施設の人材不足は慢性化しています。この地域の住民が医療に望むことは，急性期医療が必要になったとき対応してくれる体制ですが，人口は震災前の20万人から10万人弱に減少し，震災前の医療体制に戻ることはおろか，医療者不足に悩まされています。

🍄 医療が衰退をたどる地域で

相双地区は，国レベルで地域を再生する支援が行われています。インフラは復旧していますが，人材が集まりにくい状況です。被災地への長期間定住を促進する支援は遅れており，看護師などの医療者不足が深刻となっています。

地域で復興を見つめる住民として，1つ残念なことがあります。それは，この地で暮らし，子どもたちを育ててきた住民が，子どもたちに「復興を遂げた被災地で働ける」「若人にも将来はある」と胸を張って言えないことです。原発事故がもたらした放射能汚染は，いくら安全となっても風評被害が払拭されるのはまだ先でしょう。「人的にも物的にも豊富な地域でしか人は育たない」といった意識も変わっていないような気がします。そういう意味で，地域の魅力や自分が行っている新しいことの発信を看護師の私にも求められました。やってきたマスコミに，私がもっとも苦手とする「表現し，発信すること」を強いられ，試行錯誤を重ねました。

🍄 大震災が教えてくれたこと

この大震災は，看護の将来性が試される機会だったのではないかと考えています。特に原発事故は多くの住民が避難を強いられ，心身の健康問題が発生しました。災害支援ナースや災害看護などの教育が発展する一方，急性期の後の中長期支援では，地域の健康問題が表面化して支援者を悩ませることや，中長期支援の重要性を知られておらず，その介入の方法を説く実践者はごくわずかです。どの地域にもあるひきこもりや高齢化，未治療，治療中断，発達障害などの生活弱者の問題は，災害が起きるまで十分な支援につながっていなかったのです。

日本においては，心の問題の理解と適切なかかわり方が浸透していないために援助希求行動ができず困っている住民がいます。災害が起きると，この問題が膨れあがり，私はその支援をしています。それは保健師が担っていたところですが，十分な数もおらず，なかなか継続した支援ができていないようです。であれば，私たち看護師が平時から心の健康について正しく理解し，心身を問わない幅広い分野のケースマネジメントができるような知識を得ることが必要だと思います。さらに，高い機動性をもって心と体の健康問題に介入できる専門家の育成と制度化が必要ですが，地域の実践家と教育者があまりにも少ないことが残念に思います。

病棟の経験しかない看護師が地域で働かなければいけなくなったとき，その看護を地域で通用させるには何が必要なのか，答えを求めてきました。そのため，看護以外の知識の習得にもエネルギーを費やしました。みなさんも災害によって被災者となり支援者となったらご相談ください。「1人でも多くの看護師が迷うことなく苦難を乗り越えてほしい」。これが私の願いです。

精神科認定看護師
実践レポート

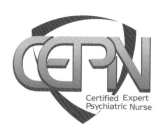

医療法人仁愛会水海道
厚生病院（茨城県常総市）
精神科認定看護師
中山 晋
なかやま すすむ

13
患者の自殺に遭遇したスタッフへの サポート

はじめに

　精神科病院では，患者の自殺を予防するために入院を勧めて安全を確保するが，入院していても自殺を予防しきれないことがある。そして入院中の日常生活上のケアを行っている精神科看護師が患者の自殺の第一発見者になることが多く，それに直面した精神科看護師は自責感や緊張などの心理的反応を起こしやすい[1]。水海道厚生病院（以下，当院）においても，患者の自殺に遭遇した精神科看護師（以下，当事者）が存在し，その光景を目のあたりしたことでなんらかの影響を受けながら，患者のケアにあたっている。

　このような状況から，入院治療病棟で発生した自殺に関する事例検討会が開催された。そこで，当事者へのメンタルヘルスの必要性に関する意見が寄せられ，システムを整備することになった。今回は当事者が安心して働ける職場環境を整備するため，自殺遭遇時のサポートシステムを構築するにいたった。

当事者の声を吟味する

　自殺遭遇時のサポートシステムを構築するうえで重要となるのが当事者の声である。自殺遭遇時に当事者が抱くつらさ，恐怖，孤独を少しでも和らげるためのシステムにしなければならないからである。しかし，過去の出来事となったそのときの情景や心情を詳細に聞きとることは困難なため，過去2年間で自殺事例にかかわった当事者に限定し，半構造化面接を行うことにした。また，つらい体験を思い出してもらうことになるため，事前に当事者および看護管理者へ本実践についての説明と協力を依頼し，了承を得たうえで調査を行った。当事者には「自殺に遭遇したときの思い」「自殺に遭遇したときのまわりからのサポート」「どのようなサポートが必要と思ったか」について自由に語ってもらった。その語りをKHcoderVersion3.Alpha.14b[2]で分析し，どのような概念で構成されているのかを明らかにし，当事者の心情を踏まえたサポートシステムを構築することにした。

表1　当事者の主な語りと概念の表

概念名	当事者の主な語り
現実の回避	会ったのが数分前だったので，まさか自殺するとは思っていなかった
	自殺に遭遇したときは頭のなかが真っ白になり，パニックになっていた
指示にしたがう	蘇生しなければならないと思ったが，頭のなかがパニックで，ほかのスタッフの指示にしたがうことに精一杯でした
	一緒にいたスタッフの指示にしたがって動くのが精一杯だった
想起される自殺光景	自殺の現場をとおるたびに，いまだに自殺のことを思い出してしまう
	仮眠に入ろうとベッドを見たとき，自殺に遭遇したときのことを思い出して，ベッドに入ることができなかった
自分を蔑む	自分が夜勤のときに死なせてしまったという後悔があった
	夜勤のときにまた同じことが起きたら，自分に非があるのではないかと思って，夜勤に行きたくなかった
ねぎらいの言葉	先生に声をかけてもらったことは特別だった
	師長や主任，そのときいた同僚に声をかけてもらった
勤務調整の希望	自殺に遭遇しても仕事ができないとは言えなかったから，今後は自殺に遭遇した人の心情に配慮した業務分担や勤務調整をしてほしい
	勤務を調整し，気持ちをリセットできる時間があるといい
第三者の介入	誰か別の人に話を聞いてもらいたい希望はある
	自殺があった当日の経過や遭遇したスタッフの気持ちを，管理者以外の誰かにも聞いてもらいたい
話をする機会	自殺の状況を説明できる場があるとすれば，気持ちが少し楽になれる
	自殺の現場にいた人しかわからないことがあるから，当事者の意見を踏まえた事例検討会をしてほしい

当事者の思いとサポート内容の生成

　分析の結果（表1），自殺という衝撃的な出来事に遭遇したとき，当事者は「自殺に遭遇したときは頭のなかが真っ白になり，パニックになっていた」など【現実の回避】をしながら，「蘇生しなければならないと思ったが，頭のなかがパニックで，ほかのスタッフの指示にしたがうことに精一杯でした」などの【指示にしたがう】ことで危機的状況を乗り越えていた。また，当事者は【想起される自殺光景】などのトラウマ体験を抱え，患者の命を救えなかったことによる【自分を蔑む】などの心理的な負担を抱えていた。これらの当事者が抱える心情に対して，ほかのスタッフは【ねぎらいの言葉】をかけていた。一方で，新たなサポート内容の希望についても語られており【勤務調整の希望】や，【第三者の介入】【話をする機会】であった。

サポートシステムの整備

　この結果から，これまでにも行われてきた心

理的サポートとなる【ねぎらいの言葉】は今後
も継続しながら，新たに必要となったサポート
内容を含めたシステムの整備が求められた。そ
こで，看護管理者には事故発生後にスタッフと
の面談を設定してもらい，一連の経過を聴取し
ながら，【勤務調整の希望】に対応する。また，
【自分を蔑む】状態にある当事者に事故報告書
を作成してもらうことは，自責感や悲観，不安
などを増長させ，看護業務への影響も考えられ
るため，面談で得た情報から事故報告書を作成
してもらい，管理的視点による再発防止策の提
案をする。そして，当事者が【自分を蔑む】な
どの心理的な負担がある場合には，精神科認定
看護師や精神看護専門看護師，臨床心理士など
による相談窓口を設置し，臨床現場の視点で当
事者の苦悩やつらさを表出できるよう配慮しな
がら，心理的支援を提供し，当院の産業医につ
なげていくことにした。

医療安全管理者の役割

　医療安全管理者は，看護管理者も事故後の
対応に迷いや不安などを抱えている[3]ことを十
分に理解し，看護管理者とともに報告書の作成
や改善策の検討を行うなど，心理的負担を軽減
していく。また，【第三者の介入】の実現に向け
て，人的資源を確保するために組織の横断的
な調整役を担い，各部署間との情報共有と連携
をはかっていく。そして，【話をする機会】など
による事例検討会の開催を企画し，リスクマネ
ジメント部会（以下，RM部会）とともに，救急
時の対応・心肺蘇生方法についての継続教育な
ど，間接的な支援の提供を行っていくことにし
た。

新たなサポートシステム導入による反応

　新たなサポートシステムを導入したことに
ついて，今回の半構造化面接に協力してくれた
当事者，看護管理者の声を紹介する。
①A看護師
「自殺事例があった際はどうしても，"なぜ起
きたのか？""なぜ防げなかったのか？"などに
視点がいってしまうが，発見者の視点で見ても
らえるということは，安全に働いていくうえで
やりがいも出てくる」。
②B看護師
「目の前の自死された患者様を直視する怖さ，
恐怖でした。そして後悔や自責感……。ほかの
スタッフが同じような状況に立たされたとき
に，このサポートシステムが心理的負担の軽減
になればいいなと思っています」。
③C看護管理者
「看護管理者は自殺に遭遇したスタッフのつ
らい気持ちに寄り添うことも大切だが，事故報
告書を記載することで，スタッフの心理的負担
の軽減につながるなら，管理者が事故報告書を
作成する取り組みはいいと思う」。

　以上のことから，当事者からは新たなサポ
ートシステムについて前向きな反応を得ること
ができた。また，看護管理者からも導入に対す
る理解を得ることができた。しかし，この実践
は周囲の協力と理解がなければ実現できない。
日々の積み重ねによる信頼関係とそのなかから
得られた日常の声に耳を傾け，実践できた結果
なのではないだろうか。

最後に

　システムを整備してから，サポートが必要となる事例は発生しておらず，サポートシステム自体の効果の検証にはいたっていない。しかし，サポート体制が必要となる事態に陥っていないことこそが患者およびその家族，スタッフにとって幸せなことだと思う。冒頭でも述べたように，どんなに患者の安全を確保しても自殺を予防しきれない可能性もある。その際に，サポートシステムがスタッフの支えになれれば幸いである。最後に，この活動を行うにあたり，理解と協力をしてくれた当事者，看護管理者のみなさま，そして医療安全管理者の横島聡司さんをはじめとしたRM部会委員に感謝します。

　本実践報告は，「第27回日本精神科看護専門学術集会in Web」で発表した内容をまとめたものである。

〈引用・参考文献〉
1）折山早苗，渡邉久美：患者の自殺・自殺企図に直面した精神科看護師の心的ストレス反応とその経過に関する研究．日本看護科学会誌，29（3），p.60-67，2009．
2）樋口耕一：社会調査のための計量テキスト分析―内容分析の継承と発展を目指して．ナカニシヤ出版，p.17-29，2014．
3）福田紀子：看護師長が体験している医療事故後対応の困難さ．日本看護管理学会誌，12（2），p.12-21，2009．

● 情報BOX

▶第46回日本精神科看護学術集会 in Web
【学術集会主題】「予測できない未来に備える事業継続計画（BCP）と対策」
【日程／ライブ配信】2021年6月12日（土）～13日（日）
【日程／オンデマンド配信】2021年6月1日（火）10時～7月31日（土）17時
【参加費】会員13,200円（税込）／非会員24,200円（税込）
【申込受けつけ期間】2021年3月1日（月）10時～5月14日（金）17時
＊ID／パスワード発行の都合により，当日参加の受けつけはありません。申し込み受けつけ期間内の申し込みをお願いします。
【申し込み方法】日精看の学会専用サイトより申し込み手続きをお願いします（Web申し込みのみ）
【申し込みに関する問い合わせ先】
東武トップツアーズソリューション営業部（担当／川野辺・渡辺）　TEL：03-5348-3780
【主催】一般社団法人日本精神科看護協会
【お問い合わせ先】一般社団法人日本精神科看護協会　TEL：03-5796-7033

情 報 コ ー ナ ー

精神科認定看護師への道

　精神科医療では多職種連携を推進しながら，患者さんの高齢化，疾患の多様化に対応することが求められています。精神科認定看護師教育課程では，精神科看護を専門的に学び，現場で起こるさまざまな状況に対応できる力を養います。精神科認定看護師の資格は受講資格審査に合格し，精神科認定看護師教育課程の受講，精神科認定看護師認定試験に合格すると取得できます。

　2021年度の精神科認定看護師教育課程の研修会はライブ配信で実施することになりました。そのため，2022年度の本教育課程の研修会もオンラインで実施する予定です。2022年度に受講を希望される方は，2021年度の受講資格審査を受けてください。なお，2022年度の本教育課程は8か月コースのみの募集になります。受講資格審査の出願に関する案内は2021年7月に日本精神科看護協会のホームページで公表する予定です。

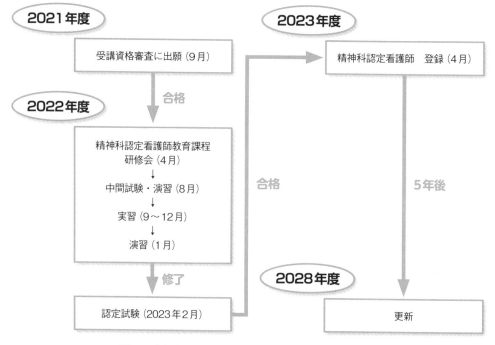

図1　次年度に受講する場合（8か月コースの場合）

精神科認定看護師制度のお問い合わせ先：日本精神科看護協会　認定事業担当
TEL：03-5796-7033　FAX：03-5796-7034
QRコードからアクセス
http://www.jpna.jp/education/certified-nurse.html

NEXT ISSUE
次号予告

2021年4月20日発売

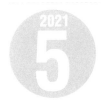

2021
5

特集

臨床推論を
認知症看護に活かす

原因疾患を見極め看護介入の修正をした事例をとおして
認知症の分類・鑑別そしてさまざまな症候
老年期精神障害を鑑別するための臨床推論
認知症と薬物療法

EDITING POST SCRIPT

◆新型コロナウイルスの影響により1年以上田舎に帰省できておりません。以前から家にこもるのは好きで，外食もそこまで頻繁にしていたわけでもないのですが，自粛にはほとほと飽きてまいりました。あえて選ばずとも選択肢としては存在していることと，選択肢もなく強いられていることではやはり異なります。自由の感覚を奪われるような状態が苦痛に思えるのでしょう。まさかこの機会に自由について考えを巡らせるとは思いもよりませんでしたね。現状が思わしくないのであれば楽しい未来を想像するしかありません。新幹線から地元の駅のホームに降り立って，駅ビルに入っている本屋さんをうかがい……。なんていう想像をしながら辛抱です。 　　　　　　　　　　　　　　　（C）

◆米倉一磨さんに10年にわたり続けていただいた連載が最終回を迎えた。タイトルには「私的ノート」と入っているが，連載を続けるにつれ，米倉さんたちが展開する取り組みはもはや「私的」であることをはるかに超えていった。しかし年月が経ち，連載が続くにつれ，米倉さんたちが抱える葛藤が誌面に滲んできたと感じるようになった。その葛藤の出自は，被災地へと向けられる関心の薄れと無関係ではないのだろうと，自分自身を顧みても思う。連載を終えたいま，その葛藤を受け取った感覚がある。ただそれは，もがきながらもなんとか前に進もうとする人が周囲に与えることのできる勇気の，別の形の何かだと思う。米倉さん，ありがとうございました。 　　　　　　　　　（S）

STAFF

◆月刊『精神科看護』編集委員会 編
　金子亜矢子(一般社団法人日本精神科看護協会)
　小宮浩美(千葉県立保健医療大学健康科学部)
　佐藤恵美子(一般財団法人聖マリアンナ会東横恵愛病院)
　早川幸男(一般社団法人日本精神科看護協会)
　中村博文(茨城県立医療大学保健医療学部)
◆月刊『精神科看護』サポートメンバー
　小原貴司(医療法人昨雲会喜多方飯塚病院)
　澤越鈴菜(医療法人明心会柴田病院)
　澤田恭平(医療法人明心会柴田病院)
　鈴木 遥(医療法人昨雲会飯塚病院)
　馬場大志(医療法人昨雲会喜多方飯塚病院)
　濱田真理子(医療法人勢成会井口野間病院)
　三並淳一(医療法人社団翠會成増厚生病院)
　宮崎 初(第一薬科大学看護学部)
　森 優(医療法人勢成会井口野間病院)
　吉山直貴(医療法人誠心会あさひの丘病院)
　米山美穂(長野県立こころの医療センター駒ヶ根)
◆協力 一般社団法人日本精神科看護協会
◆EDITOR 霜田 薫／千葉頌子
◆DESIGNER 田中律子／浅井 健
◆ILLUSTRATOR BIKKE
◆発行所
　(株)精神科看護出版
　〒140-0001 東京都品川区北品川1-13-10
　　　　　　　ストークビル北品川5F
　TEL.03-5715-3545／FAX.03-5715-3546
　https://www.seisinkango.co.jp
　E-mail info@seisinkango.co.jp
◆印刷 山浦印刷株式会社
●本書に掲載された著作物の複製・翻訳・上映・譲渡・公衆通信(データベースの取込および送信可能化権を含む)に関する許諾権は，小社が保有しています。

2021年4月号 vol.48 No.4 通巻344号
2021年3月19日発行
定価1,100円(本体価格1,000円+税10%)
ISBN978-4-86294-248-7

精神科看護

定期購読のご案内

月刊「精神科看護」は定期購読をおすすめします。送料，手数料は無料でご指定のご住所へお送りいたします。バックナンバーからのお申し込みも可能です。購読料，各号の内容，申し込み方法などは小社webサイト(https://www.seisinkango.co.jp/)をご確認ください。

子どものこころを育むケア

児童・思春期精神科看護の技

編著 **船越明子** (神戸市看護大学看護学部 教授)

【内容紹介】

たぶん，いまやってること自体が，正解なのか不正解なのかもよくわからずにきたからかもしれないです (児童・思春期精神科看護に従事する看護師の語りから)。

眼にはみえにくい「こころのケア」。しかし日々実践している熟練看護師のケアのノウハウや "技" は確実に存在します。本書はその "技" を熟練看護師の語りを通じて可視化し，提示することで，成人の看護とはまた異なる難しさに直面し疲弊している児童・思春期精神科看護ケアの実践者のみなさんに，"いま目の前にいる子どもにできるケアとは何か" を大筋で下記の2点に整理し，紹介するものです。

◆ **本質的な問題に取り組む**：「①問題行動に対処する」「②言動の奥にある本質的な問題を把握する」「③言動の奥にある本質的な問題に踏み込む」

◆ **治療的な信頼関係を構築する**：「①特定の子どものアタッチナント対象となる」「②特定の子どもとアタッチナントを形成する」「③アタッチナント対象を拡大させる」「④アタッチナント対象になる準備をする」

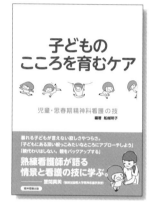

A5判　168頁
2020年8月刊行
定価2,200円
（本体価格2,000円＋税10%）
ISBN978-4-86294-065-0

【主な目次】

第1部 本質的な問題に取り組むための3つのプロセス

①問題行動に対処する
②言動の奥にある本質的な問題を把握する
③言動の奥にある本質的な問題に踏み込む

第2部 治療的な信頼関係構築の4つのプロセス

①特定の子どものアタッチメント対象となる
②特定の子どもとアタッチメントを形成する
③アタッチメント対象を拡大させる
④アタッチメント対象になる準備をする

第3部 ほかの専門分野と協働する

多職種で連携する
大人の病棟で子どもを看護する

［事例］
思春期の看護の醍醐味・チームで支えあい，患児とともに成長する組織へ・児童への看護・外来相談支援のなかでの患者・家族支援・「対話」の場を創造していく

［コラム］
病棟師長としての経験から・精神科医の視点から・保育士の立場から・作業療法士の観点から

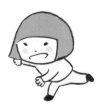

精神看護出版の本

内容の見直しを行い,より読みやすいデザインとなった第2版!

必携! 精神看護学実習ポケットブック 第2版

2019年4月刊行　B6判変型 (182×111mm)　320頁　定価2,200円 (本体価格2,000円+税)　ISBN978-4-86294-063-6

【編著】　野中　浩幸 (元・藤田保健衛生大学医療科学部看護学科精神看護学 教授)
　　　　　心光世津子 (武庫川女子大学看護学部看護学科 准教授)
　　　　　乾　富士男 (畿央大学健康科学部看護医療学科 准教授)

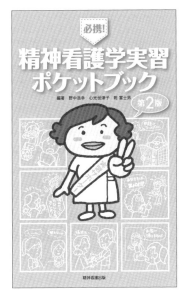

今回の改訂では,これまでコンパクトにまとめていたぶん,「字がぎゅっと詰まっていて読みにくい!」という声もあり思い切って装丁を見直しました (ポケットブックですので本は小さいままです)。「疾患や治療の知識は教科書を読めばわかるけど,受け持ち患者さんの理解や看護のためにどう考え実施していくかはどこにも書いていないし,答えがない!」―そんな精神看護学実習の悩みのお供として,活用いただければと思います。患者や指導者だけでなく自分とも出会う,実り多い実習となりますように。

【主な目次】

◇ 第1部　看護過程のポイント
① 患者と互いに知りあい関係を築いていきましょう! new!
② 患者とともに患者の目標を明確にし,計画を立てましょう!
③ 患者が計画を実行するのを援助しましょう!
④ かかわりや患者の反応から目標や計画を見直しましょう!
⑤ 実習を振り返り,患者やスタッフと看護過程を共有しましょう!

◇ 第2部　精神看護学実習で遭遇する場面 (事例) new!
◇ 第3部　精神科看護の基礎知識を知ることで実習をより豊かに!(資料)
● 精神科医療で見られる症状の解説 new!
● 精神保健医療福祉に関する用語とその根拠となる法律・制度 new!
● 地域生活支援の仕組み
● よく使われるカルテ用語 new!
● 実習に臨むにあたり知っておきたい向精神薬

本書の構成

第1部

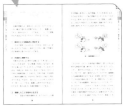

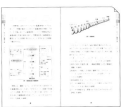

ペプロウのモデルにもとづく看護過程の展開に問題志向型の看護過程 (「アセスメント」「診断」「計画」「介入」「評価」) が組み込まれた構成となっています。

第2部

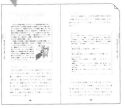

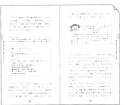

臨床において,どのように看護計画は立てられ,時に修正が加えられ,展開されていくのか。精神看護学実習で実際に遭遇する場面をもとに紹介しています。

第3部

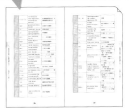

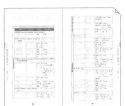

「精神科看護の基礎知識」として,(精神科で)よく見られる症状,よく使われるカルテ用語・向精神薬,などを資料としてまとめています。

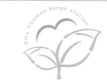